WÄREN SIE DENN ABENDS ...

... gern einmal wieder so müde wie morgens? Dann lassen Sie uns doch gemeinsam etwas dafür tun! Ich weiß nicht, ob Ihre lauten Gedanken oder leisen Gefühle Sie nachts wach halten. Ich weiß nur, dass Sie keine ruhigen Nächte haben, darum halten Sie dieses Buch in den Händen.

Mit Ihrem Problem sind Sie nicht allein: Millionen Deutsche machen nachts regelmäßig kein Auge zu! Schlafmangel kann durch Grunderkrankungen wie Atemstillstand, Restlesslegs-Syndrom oder Narkolepsie hervorgerufen werden. Mein Buch richtet sich aber gezielt an die Menschen, die nach dem Zubettgehen einfach nicht abschalten können. Weil das Gedankenkarussell nach Sonnenuntergang Sonderrunden dreht. Manchmal gibt es auch kein ersichtliches „Weil". Der Schlaf lässt scheinbar grundlos auf sich warten. Lassen Sie dieses Buch zu Ihrem neuen Verbündeten werden! Die Übungen, Tricks und Infos, die ich für die nächsten drei Wochen zusammengestellt habe, helfen Ihnen auf der Suche nach den Ursachen für Ihren schlechten Schlaf. Und dabei, Ihr Problem hoffentlich für immer loszuwerden.

Denn auch, wenn es sich momentan noch nicht so anfühlt: Sie haben den Verlauf Ihrer Nächte komplett in der Hand. Aber nur, wenn Sie den Schlaf vom Feind zum Freund machen. Und das ist einfacher, als Sie denken.

Herzlichst, Ihre

Sie können's nicht abwarten und wollen sofort loslegen mit Schlaftricks und -übungen? Dann überspringen Sie den Theorieteil und starten mit Woche 1. Vorher sollten Sie aber den Test auf Seite 14–19 machen. Dadurch erhalten Sie wichtige Hinweise auf Ihren Schlaftyp. Nutzen Sie zudem unbedingt das Schlafprotokoll auf Seite 26–29, um Ihre Nächte genauer zu analysieren. Wie mein 3-Wochen-Programm funktioniert? Ich habe jedem der 21 Tage ein Kapitel gewidmet. Es wäre toll, wenn Sie pro Tag wirklich nur eines davon lesen würden. Ich möchte nämlich vermeiden, dass Sie sich fühlen wie eine Autoscheibe bei voller Fahrt im Hochsommer: Ständig prallt etwas auf Sie ein. In diesem Fall sind es zwar statt lästiger Kleintiere viele hilfreiche Tipps. Aber auch die können in zu hoher Dosis anstrengend sein. Und hier soll es ja um mehr Ruhe gehen. Am Ende dieses Buchs finden Sie Karten mit Affirmationen – bestärkende Sätze, die uns dabei unterstützen, unser Verhalten und unsere Gefühle auf

Dauer zu verändern. Dafür sollten wir sie so oft wie möglich wiederholen – laut oder nur in Gedanken. Die Karten können Sie heraustrennen und an Orte legen, kleben oder schieben, an denen Sie immer wieder darüber stolpern. Drei Affirmationen gebe ich Ihnen pro Woche mit, eine vierte können Sie selbst formulieren.

Damit ich Sie auf Ihrer Reise nach innen noch besser begleiten kann, gehört zum Buch auch eine Hör-CD. Auf dieser finden Sie von mir eingesprochene Entspannungsübungen. Wann immer eine davon zum Buchinhalt passt, finden Sie an der entsprechenden Stelle das CD-Symbol. Auf meiner Webseite www.kimfleckenstein.com können Sie mit dem Passwort „Besser schlafen" die Dateien auch downloaden. Wichtig: Hören Sie die CD oder die Audiodateien nicht bei Tätigkeiten, die Ihre uneingeschränkte Aufmerksamkeit verlangen.

Viel Spaß beim Lesen, Hören und Downloaden!

BEVOR ES LOSGEHT ...

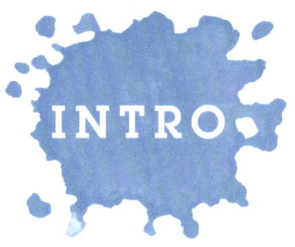

WAS PASSIERT EIGENTLICH NACHTS IN UNS?

Wir verbringen rund ein Drittel unseres Lebens schlafend. Das ist extrem wichtig für unseren Körper, unsere Seele und unsere generelle Zufriedenheit. Warum? Das erkläre ich Ihnen in diesem Kapitel. Finden Sie heraus, wie ernst Ihr Schlaf-problem wirklich ist. Machen Sie den Test: Welcher Schlaftyp sind Sie? Welche Geheimnisse deckt Ihr persönliches Schlafprotokoll auf?

Warum Schlafen keine Zeitver- schwendung ist

In diesem Kapitel erläutere ich Ihnen die Grundlagen zum Thema Schlaf: Warum brauchen wir ihn? Was passiert eigentlich nachts so alles in unserem Gehirn und im Rest des Körpers, von dem wir nichts mitbekommen? Und welche Folgen drohen bei dauerhaftem Schlafmangel? Lästig ist es ja schon, wenn man nicht schlafen kann, werden Sie jetzt vielleicht denken. So schlimm wird es jedoch auch wieder nicht sein. Falsch gedacht.
Gesundheit ist das größte Gut, da sind sich quasi alle einig. Denn Gesundheit kann man sich nicht kaufen. Genau darum verstehe ich nicht, warum der Schlaf bei uns so einen schlechten Ruf hat. Schließlich ist er eine der wesentlichen Voraussetzungen für unser Wohlergehen. Rund ein Drittel unseres Lebens verbringen wir schlafend. Doch in den Köpfen vieler Menschen gilt das als vertane Zeit. So erklärte der legen-

Müdigkeit und ihre Folgen

Statistisch passiert jeder vierte Autounfall in Deutschland aufgrund von Müdigkeit. Viel zu viele Menschen setzen sich unausgeschlafen hinters Steuer und gefährden dadurch nicht nur ihr eigenes Leben, sondern auch das anderer. Tricks, wie während der Fahrt laut Musik zu hören und dabei das Fenster weit aufzureißen, bringen da nichts. Im Gegenteil: Man fühlt sich zwar subjektiv wacher, doch genau dadurch unterschätzt man den Grad der Müdigkeit – mit fatalen Folgen.

däre Regisseur und Schauspieler Rainer Werner Fassbinder (1945– 1982) einmal: „Schlafen kann ich noch, wenn ich tot bin!" Aber ganz ehrlich: Das kann nur jemand sagen, der keine Ahnung hat, wie wichtig Schlaf für uns alle ist.

Der Schlaf ist unser Beschützer

Was passiert, während wir schlafen? Seit Jahrtausenden beschäftigen sich Wissenschaftler mit diesem Phänomen. Ganz entschlüsselt haben sie es bis heute nicht. Aber fest steht: Der Schlaf ist für Mensch und Tier eine essenzielle Regenerierungsphase. In diesen Stunden der körperlichen Ruhe werden zum Beispiel unsere Abwehrkräfte gestärkt. Ein vermehrtes Schlafbedürfnis deutet daher oft darauf hin, dass sich im Körper ein Infekt anbahnt, der den Organismus schwächen könnte. Genauso hat es die Natur nämlich zum Glück eingerichtet: Während wir schlafen, kann unser Immunsystem auf Hochtouren arbeiten. Aber auch wenn wir nicht krank sind: Durch zu wenig Schlaf können wir es werden. Wer nicht genug schläft, setzt sich einem erhöhten gesundheitlichen Risiko aus, dessen Folgen Bluthochdruck, Diabetes und Übergewicht sein können. Auch Angstzustände und Depressionen entstehen häufig aufgrund von Schlafmangel.

Nachts kommt die körpereigene Müllabfuhr

Während wir uns ausruhen, werden Stoffwechselprodukte, die sich über den Tag im Körper angesammelt haben, deutlich rascher abtransportiert als im Wachzustand. Die Räume zwischen den Gehirnzellen erweitern sich, dadurch strömt mehr Flüssigkeit durch das Gewebe und spült „Abfall" hinaus. Sobald Sie also zu wenig Schlaf bekommen, können toxische Substanzen nicht richtig abgebaut werden. Das erhöht das Risiko, an Diabetes, Demenz oder Alzheimer zu erkranken. Und auch unser Hormonhaushalt ist in der Nacht überaus aktiv. Damit wir weder Hunger noch Durst verspüren, wird das „Satthormon" Leptin ausgeschüttet. Beim Aufwachen kommt dann das appetitanregende Hormon Ghrelin zum Zuge. Außerdem werden im Schlaf viele Wachstumshormone freigesetzt, weswegen Kinder und Teenager manchmal nicht nur gefühlt, sondern tatsächlich über Nacht in die Länge schießen. Die Wachstumshormone

Das Hormon der Dunkelheit

Das wohl wichtigste Hormon für den gesunden Schlaf heißt Melatonin. Es hat eine schlaffördernde Wirkung und regelt unseren natürlichen Schlaf-wach-Rhythmus.

Melatonin wird von der Zirbeldrüse, einem erbsengroßen Organ im Gehirn, nur bei Dunkelheit gebildet – deswegen werden wir abends müde. Die Zirbeldrüse kann allerdings im Laufe des Lebens verkalken und dadurch weniger Melatonin bilden. Daher fällt vielen das Schlafen mit den Jahren schwerer. Es gibt aber verschreibungspflichtige Medikamente mit Melatonin, die bei Schlafproblemen oder Jetlag helfen sollen. Ich persönlich würde sie jedoch immer als Letztes ausprobieren, wenn alle anderen Mittel nicht helfen konnten. Und auch dann nur für eine kurze Zeit und unter ärztlicher Betreuung.

nehmen auch auf die Wundheilung bei Verletzungen einen positiven Einfluss. Deswegen erholt sich geschädigtes Gewebe über Nacht schneller als am Tag.

Was im Gehirn geschieht, während wir abschalten

Nicht nur im Körper geht es nachts hoch her, sondern vor allem auch in unserem Kopf. Während wir scheinbar gar nichts tun, werden dort die Erlebnisse des Tages verarbeitet und Informationen am passenden Platz gespeichert – im Wachzustand stören die Reize und Signale aus der Außenwelt dabei viel zu sehr. Das Gehirn findet ganz ohne unser Zutun Lösungen für Probleme. Und genau darum macht es auch tatsächlich Sinn, die ein oder andere Entscheidung erst noch einmal zu „überschlafen".

Und wie ist es mit Lernen im Schlaf? Davon träumt ja wohl jeder. Und Sie werden staunen: Zu einem gewissen Grad ist es tatsächlich möglich. Es klappt zwar nicht, indem man Bücher einfach unters Kopfkissen schiebt. Aber in der Nacht verarbeitet das Gehirn Gelerntes und verankert es im Gedächtnis. Die neuen Informationen werden eingeordnet und sind am nächsten Tag abrufbar. Wissenschaftler haben festgestellt, dass unser Gedächtnis im Schlaf ausgebaut wird, vor allem der Langzeitspeicher. Unser bewusster Verstand ist während alldem außer Gefecht gesetzt. Was ziemlich gut ist: Denn so kann er mit seinem ständigen Gedankenstrom nicht dauernd dazwischenfunken.

Treppensteigen auf der Matratze

Einschlafen funktioniert in etwa so, als würden wir eine Treppe hinabsteigen: Stufe um Stufe wird unser Schlaf tiefer. Innerhalb von 90 Minuten durchläuft unser Körper drei verschiedene Stadien. Nach der Einschlafphase folgen Leicht- und Tiefschlaf – die wichtigste Zeit. Denn jetzt werden Körper-

zellen repariert und erneuert, Erlebtes und Gelerntes im Langzeitgedächtnis abgespeichert.

Im Anschluss an die Tiefschlafphase durchlaufen wir eine mitteltiefe Schlafphase, ehe wir in den Traumschlaf abdriften. Der wird auch auch als „REM-Schlaf" bezeichnet – REM steht für „Rapid Eye Movement", weil sich in dieser Phase unsere Augen unter den Lidern sehr schnell bewegen. Ist der Traumschlaf vorüber, beginnt der komplette Ablauf wieder von vorn – und das vier- bis fünfmal pro Nacht.

Großes Kino im Kopf

Lassen Sie mich noch einen kleinen Ausflug in die Traumwelt machen. Denn genau wie der Schlaf an sich ist auch sie sehr wichtig für uns. Warum? Jede Nacht findet in unserem Gehirn ein wildes Feuerwerk elektrischer Nervenimpulse statt, die vom Stammhirn aus in alle anderen Gehirnregionen gesendet werden. Dieses Phänomen nennt sich Traum.

Ich höre immer wieder, dass jemand behauptet „Ich träume nicht". Das stimmt aber nicht. Denn in jedem von uns spielt sich vier- bis fünfmal pro Nacht großes Kino ab. Wir erinnern uns bloß nicht immer daran.

Seit Ende des 19. Jahrhunderts wissen Neurobiologen, dass unser Schlaf eine zeitliche Struktur besitzt. Weiterhin entdeckte die Wissenschaft, dass in der Traumphase unsere Muskulatur erschlafft. Das hat den Vorteil, dass wir das Erlebte meist nicht direkt umsetzen: Bei einem Albtraum springen wir zum Beispiel normalerweise nicht aus dem Bett, um vor etwas davonzulaufen. Und zumeist schlagen wir auch unseren Bettnachbarn nicht, weil wir im Traum gerade in eine derbe Prügelei verwickelt sind. Ein Glück für uns und unsere Mitmenschen, dass das Mutter Natur so eingerichtet hat!

Ein gesundes Gehirn träumt jede Nacht bis zu zwei Stunden, wobei die Traumphasen jeweils im 90-minütigen Abstand auftreten. Mit jedem Mal werden die Träume ein wenig länger. Meistens erinnern wir uns am Morgen deshalb nur an die letzte Episode oder an Fetzen davon.

Mithilfe von Hirnstrommessungen hat man festgestellt, dass die für das Sehen zuständige Großhirnrinde während eines Traums fast genauso aktiv ist wie im Wachzustand. Das erklärt, warum Träume von uns vor allem optisch wahrgenommen werden: Unser Gehirn erhält visuelle Signale wie im Wachzustand.

Warum ist bei vielen die Erinnerung futsch?

Während eines Traums schaltet unser Körper diejenigen Gehirnareale aus, die für Gedächtnisinhalte und deren Speicherung verantwortlich sind. Damit wir uns an einen Traum erinnern können, muss das Gehirn aber wach sein und das für mindestens drei Minuten. Das bedeutet: Jemand, der sich gar nicht oder kaum an seine Träume erinnern kann, hat tief und fest geschlafen. Menschen, die sich dagegen gut an die nächtlichen Erlebnisse erinnern können, reagieren laut der Forschung sensibler auf im Schlaf von außen kommende Reize und wachen nachts häufiger auf.

Meine Träume

Im Schlaf verarbeitet Ihr Gehirn die Informationen, die tagtäglich auf Sie ein-
strömen. Können Sie sich an Ihre Träume erinnern? Was könnte sie beeinflusst
haben? Hier haben Sie Platz, um aufzuschreiben, an was Sie sich erinnern und
was Ihr Traum bedeuten könnte.

....

....

....

....

....

....

....

....

....

....

....

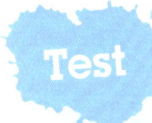

Welcher Schlaftyp sind Sie?

Wie gut wir schlafen, hängt auch von unseren Genen ab: Das Schlafverhalten ist zum Teil vorprogrammiert. Das entscheidet darüber, ob wir Frühaufsteher oder Nachtmenschen sind. Wissenschaftler sprechen von Chronotypen. Machen Sie den Test und finden Sie heraus, in welchem Takt Ihre innere Uhr tickt.

Die Auswertung ab Seite 18 gibt Ihnen Aufschluss darüber, wo Sie ansetzen können, um Ihr Schlafproblem loszuwerden. Denn wenn Sie permanent gegen Ihren natürlichen Schlafrhythmus leben, führt das unweigerlich zur körperlichen Rebellion.

1. Wenn es nur nach Ihrem eigenen Wohlbefinden ginge und Sie Ihren Tag völlig frei einteilen könnten, wann würden Sie dann aufstehen?

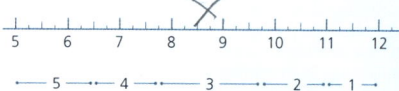

2. Wenn es nur nach Ihrem eigenen Wohlbefinden ginge und Sie Ihren Abend frei gestalten könnten, wann würden Sie dann zu Bett gehen?

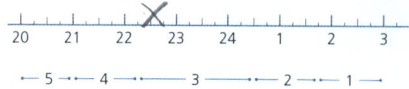

3. Wie sehr sind Sie von Ihrem Wecker abhängig, wenn Sie morgens zu einer bestimmten Zeit aufstehen müssen?

Überhaupt nicht abhängig `4`

Etwas abhängig `3`

Ziemlich abhängig `2`

Sehr abhängig `1`

4. Wie leicht fällt es Ihnen üblicherweise morgens aufzustehen?

Überhaupt nicht leicht `1`

Nicht sehr leicht ✗ `2`

Ziemlich leicht `3`

Sehr leicht `4`

5. Wie wach fühlen Sie sich morgens in der ersten halben Stunde nach dem Aufwachen?

Überhaupt nicht wach ☐ 1

Ein bisschen wach ☐ 2

Ziemlich wach ⚡ ☒

Sehr wach ☐ 4

6. Wie ist Ihr Appetit in der ersten halben Stunde nach dem Aufwachen?

Sehr gering ☐ 1

Ziemlich gering ☐ 2

Ziemlich gut ⚡ ☒

Sehr gut ☐ 4

7. Wie müde fühlen Sie sich morgens in der ersten halben Stunde nach dem Aufwachen?

Sehr müde ☐ 1

Ziemlich müde ☐ 2

Ziemlich frisch ✗ ☒

Sehr frisch ☐ 4

8. Wenn Sie am folgenden Tag keinerlei Verpflichtungen haben, wann gehen Sie dann, verglichen mit Ihrer üblichen Schlafenszeit, zu Bett?

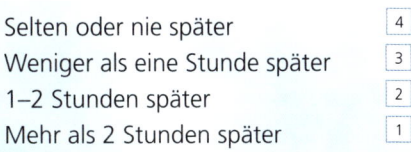

Selten oder nie später ☐ 4

Weniger als eine Stunde später ☐ 3

1–2 Stunden später ☐ 2

Mehr als 2 Stunden später ☐ 1

9. Sie haben beschlossen, sich körperlich zu betätigen. Ein Freund rät Ihnen nun, zweimal wöchentlich eine Stunde zu trainieren; für ihn sei die beste Zeit dafür zwischen 7 und 8 Uhr. Ausgehend von Ihrem eigenen Wohlbefinden, wie schätzen Sie Ihre Leistungsfähigkeit zu dieser Zeit ein?

Ich wäre gut in Form ☐ 4

Ich wäre ziemlich in Form ☐ 3

Es wäre ziemlich schwierig für mich ☐ 2

Es wäre sehr schwierig für mich ☐ 1

10. Um wie viel Uhr werden Sie abends müde und haben das Bedürfnis, schlafen zu gehen?

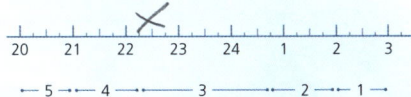

(Weiter geht's auf der nächsten Seite)

11. Sie möchten für einen zweistündigen Test, von dem Sie wissen, dass er mental sehr beansprucht, in Bestform sein. Wenn es nur nach Ihrem eigenen Wohlbefinden ginge und wenn Sie Ihren Tag völlig frei einteilen könnten, welchen der vier Test-Zeiträume würden Sie wählen?

8–10 Uhr	6
11–13 Uhr	4
15–17 Uhr	2
19–21 Uhr	0

12. Wenn Sie um 23 Uhr zu Bett gehen sollten, wie müde wären Sie dann?

Überhaupt nicht müde	0
Etwas müde	2
Ziemlich müde	3
Sehr müde	5

13. Aus irgendeinem Grund sind Sie einige Stunden später als gewöhnlich zu Bett gegangen. Es besteht jedoch keine Notwendigkeit, am nächsten Morgen zu einer bestimmten Zeit aufzustehen. Welcher der folgenden Fälle wird bei Ihnen am ehesten eintreten?

Ich werde zur üblichen Zeit wach und schlafe nicht wieder ein.	4
Ich werde zur üblichen Zeit wach und döse danach noch ein wenig.	3
Ich werde zur üblichen Zeit wach, schlafe dann aber wieder ein.	2
Ich wache erst später als üblich auf.	1

14. In einer Nacht müssen Sie für eine Nachtwache zwischen 4 und 6 Uhr auf sein. Am darauffolgenden Tag haben Sie keine weiteren Verpflichtungen. Welche der nachfolgenden Alternativen sagt Ihnen am ehesten zu?

Ich werde erst nach der Nachtwache zu Bett zu gehen.	1
Ich werde vorher ein Nickerchen machen und nach der Nachtwache schlafen.	2
Ich werde vorher richtig schlafen und hinterher noch ein Nickerchen machen.	3
Ich werde nur vorher schlafen.	4

15. Sie müssen zwei Stunden körperlich schwer arbeiten und können sich Ihren Tag völlig frei einteilen. Wenn es nur nach Ihrem eigenen Wohlbefinden ginge, welche der folgenden Zeiten würden Sie frei wählen?

8–10 Uhr `4`

11–13 Uhr `3`

15–17 Uhr `2`

19–21 Uhr `1`

16. Sie haben sich zu einem anstrengenden körperlichen Training entschlossen. Ein Freund rät Ihnen, zweimal wöchentlich eine Stunde zu trainieren; für ihn sei die beste Zeit zwischen 22 und 23 Uhr. Ausgehend von Ihrem eigenen Wohlbefinden, wie schätzen Sie Ihre eigene Leistungsfähigkeit zu dieser Zeit ein?

Ich wäre gut in Form. `1`

Ich wäre ziemlich in Form. `1`

Es wäre ziemlich schwierig für mich. `3`

Es wäre sehr schwierig für mich. `4`

17. Angenommen, Sie können Ihre Arbeitszeit frei wählen und Ihre Arbeitszeit beträgt fünf Stunden pro Tag (einschließlich der Pausen), die Tätigkeit ist interessant und wird nach Erfolg bezahlt. Welche fünf aufeinanderfolgenden Stunden würden Sie wählen?

24	1	2	3	4	5	6	7	8	9	10	11	12	13	14	15	16	17	18	19	20	21	22	23	24

⟵— 1 —⟶·⟵— 5 —⟶·⟵·4·⟶⟵— 3 —⟶·⟵— 2 —⟶·⟵— 1 —⟶

18. Zu welcher Tageszeit fühlen Sie sich Ihrer Meinung nach am besten? (Bitte nur 1 Feld ankreuzen!)

24	1	2	3	4	5	6	7	8	9	10	11	12	13	14	15	16	17	18	19	20	21	22	23	24

⟵— 1 —⟶·⟵— 5 —⟶· 4 ·⟵— 3 —⟶⟵— 2 —⟶· 1 →

19. Man spricht bei Menschen von „Morgen-" und „Abendtypen". Zu welchem zählen Sie sich?

Eindeutig „Morgentyp" `6`

Eher „Morgen-" als „Abendtyp" `4`

Eher „Abend-" als „Morgentyp" `2`

Eindeutig „Abendtyp" `0`

Quelle: Griefahn B./Künemund C./Bröde P./Mehnert P., 2001: Zur Validität der deutschen Übersetzung des Morningness-Eveningness-Questionnaires von Horne und Östberg. Somnologie 5: 71–80

Auswertung

Zählen Sie die Punkte Ihrer Antworten zusammen, um herauszufinden, zu welchem Schlaftyp Sie gehören und worauf Sie in Zukunft besonders achten sollten, um nicht gegen Ihren natürlichen Schlaf-wach-Rhythmus zu leben.

70–86 Punkte:
Der definitive Morgentyp

Sie gehören zu den „Lerchen" (mehr dazu ab Seite 42), die gleich nach dem Aufstehen topfit sind. Ihr Problem: Sie kommen mit Veränderungen im Tagesrhythmus nicht so gut klar wie andere Menschen – und daraus können sich dann Schlafprobleme ergeben. Was Ihnen guttut: Sport am Morgen. Planen Sie zudem, wenn möglich, wichtige Termine und Aufgaben für den Vormittag ein. Und rebellieren Sie nicht zu oft gegen Ihre biologische Uhr. Sie sind einfach kein Nachtmensch.

59–69 Punkte:
Der moderate Morgentyp

Sie sind zwar weniger getrieben wie der definitive Morgentyp und brauchen nicht sofort Action, wenn der Wecker klingelt. Trotzdem überkommt auch Sie abends rechtzeitig die Müdigkeit. Passt das nicht in Ihren Tagesplan, dann beugen Sie mit einem Mittagsschlaf vor (siehe ab Seite 43) – schon ein kurzer, knackiger Powernap reicht aus. Und halten Sie sich abends nicht durch intensives Grübeln wach (siehe ab Seite 80).

42–58 Punkte:
Der Neutraltyp

Diesem Typ gehören die meisten Menschen an. Das heißt: Sie sind genetisch weder aufs frühe noch aufs späte Aufstehen programmiert. Ihr Problem liegt daher wahrscheinlich eher darin, dem Schlaf nicht genug Bedeutung beizumessen. Denn ganz von allein kommt er auch bei Ihnen nicht. Es ist wichtig, dass Sie auf eine gute Schlafhygiene achten (siehe ab Seite 62) und bei Problemen mehr Entspannung in Ihren Tag einbauen (siehe ab Seite 106).

31–41 Punkte:
Der moderate Abendtyp

Das frühe Aufstehen wirft Sie nicht so sehr aus der Bahn wie den definitiven Abendtyp. Dennoch spielt sich auch bei Ihnen die geistige und körperliche Hauptaktivität am Nachmittag und Abend ab. Sehen Sie zu, dass Sie Ihren Körper unterstützen, etwa indem Sie darauf achten, dass Ihre Organuhr richtig tickt (siehe ab Seite 110). Auch ein Einschlafritual (siehe ab Seite 96) kann Ihnen weiterhelfen.

14–30 Punkte:
Der definitive Abendtyp

Müssen Sie wegen Ihres Jobs oder der Familie so ziemlich jeden Tag früh aufstehen? Dann leben Sie täglich gegen Ihre innere Uhr. Dadurch ist Ihr Stresslevel dauerhaft höher als bei Morgentypen. Denn eigentlich sind Sie ein Abendmensch, im Fachjargon „Eule" genannt (mehr dazu ab Seite 42).

Auch wenn sich an den Grundvoraussetzungen nichts ändern lassen mag: Versuchen Sie zumindest, wichtige Termine oder Aufgaben auf den Nachmittag oder den Abend zu verlegen, denn da können Sie sich besonders gut konzentrieren.

Wenn Schlafen ein Problem wird

Eine Frage bleibt: Wenn der Schlaf für uns ein so lebenswichtiger Prozess ist, warum läuft er dann nicht problemlos von allein ab, so wie Essen, Laufen oder Greifen? Ganz einfach: Beim Schlaf spielen neben den hormonellen und immunologischen Prozessen vor allem die gedanklichen und emotionalen Mechanismen eine überaus bedeutende Rolle.

Warum wir den Schlaf nicht erzwingen können

Wer schlecht geschlafen hat – und das vielleicht schon mehrfach –, wird sich wahrscheinlich große Gedanken darüber machen, wie er den vor ihm liegenden Tag derart müde bestreiten soll und ob er wohl in der folgenden Nacht genug Schlaf bekommt. Menschen mit einer Schlafstörung richten einen stetig wachsenden Teil ihrer Aufmerksamkeit auf dieses Schlafproblem. Sie besetzen das Thema Schlaf immer öfter negativ oder fokussieren sich auf ihren Ärger darüber, dass sie schon wieder einmal nicht einschlafen können.

Sobald man das tut, wird eine gefährliche neuronale Verknüpfung erschaffen: Das Gehirn verbindet ab sofort den Schlaf mit etwas Negativem. Es speichert Glaubenssätze ab wie zum Beispiel „Wenn ich nachts aufwache, schlafe ich auf keinen Fall wieder ein". Jedes Mal, wenn der Schlaf nicht nach ihren Wünschen verläuft, wird im Gehirn der Wut-Schalter umgelegt. Und das bedeutet im Hinblick auf die Zukunft: noch mehr Ärger, noch weniger Schlaf. Der lässt sich schließlich nicht erzwingen. Wenn wir uns entspannen und loslassen, kommt er dagegen von ganz allein. In den nächsten drei Wochen werde ich Ihnen zeigen, wie Sie das hinbekommen.

Ab wann spricht man von einer Schlafstörung?

Laut dem Robert-Koch-Institut leiden 25 Prozent der Deutschen unter einer Schlafstörung. Die Diabetes-Rate liegt im Vergleich dazu nur bei rund sieben

Prozent. Damit haben wir eine neue Volkskrankheit, auch wenn sie offiziell noch nicht als solche anerkannt wird. Schade, denn Schlafprobleme sind nichts, was man unter den Teppich kehren sollte. Doch wie kommt es überhaupt dazu?

Schlafprobleme können ganz unterschiedliche Ursachen haben: Eventuell liegen ihnen organische Beschwerden zugrunde oder seelische. Natürlich können sie auch mal temporär auftreten, zum Beispiel vor nervenaufreibenden Ereignissen wie der Führerscheinprüfung, dem ersten Tag im neuen Job oder der eigenen Hochzeit. Das kennt wohl jeder.

Allerdings bedeutet ab und zu schlecht zu schlafen noch lange nicht, dass Sie unter einer Schlafstörung leiden. Erst wenn Sie mindestens über einen Monat lang drei- bis viermal pro Woche Probleme mit dem Einschlafen, Durchschlafen oder dem Aufwachen haben, liegt ein Schlafproblem vor. In diesem Fall ist es ratsam, Ihren Hausarzt zu kontaktieren und weitere Vorgehensweisen zu besprechen. Denn Sie kön-

»Schlafen ist kein geringes Kunststück, denn man muss den ganzen Tag dafür wach bleiben.«
Friedrich Nietzsche

nen zwar sehr viel allein schon dadurch verbessern, indem Sie Ihr Verhalten und Ihre Denkweise ändern. Aber manchmal braucht man eben auch professionelle Unterstützung.

Wie oft ist Ihre Nachtruhe gestört?

Machen Sie den Check: Wenn mehrere oder sogar alle der nachfolgenden Punkte auf Sie zutreffen, leiden Sie unter einer ernst zu nehmenden Schlafstörung, gegen die Sie unbedingt etwas unternehmen sollten:

- Sie schlafen seit mehr als einen Monat mindestens dreimal in der Woche schlecht.
- Sie können nicht gut ein- oder durchschlafen, wachen leicht auf.
- Sie leiden an Erschöpfung, erhöhtem Puls, mangelnder Konzentration und sind extrem stressanfällig.

Wie aus einer schlechten Nacht eine Schlafstörung werden kann

Erst war es nur hier und da mal eine Nacht, in der Sie sich rastlos herumgewälzt haben. Dann kam noch eine dazu und noch eine – und auf einmal ist das Ganze zum Dauerzustand geworden. Wie kann das passieren? Relativ schnell. Nehmen wir mal an, dass Sie aufgrund eines Streits mit Ihrem Partner, einer Freundin oder einem Kollegen kaum in den Schlaf finden. Weil Sie immer wieder daran denken müssen, was geschehen ist. Vielleicht können Sie ja trotzdem einschlafen, aber Sie wachen mitten in der Nacht auf, weil Sie an den Konflikt denken. Oder Sie werden am frühen Morgen von den Gefühlen geweckt, die noch in Ihnen herumtoben. Wenn Sie das Ganze dann innerhalb einer Woche auch noch mehrfach erleben, weil sich der Streit nicht legen will oder weil er gar eskaliert, kann das dazu führen, dass Ihre innere Uhr diese Wachzeiten als normal abspeichert. Sie kann sich

nämlich recht rasch, innerhalb von ein bis zwei Wochen, an einen ganz neuen Wach- und Schlaf-rhythmus gewöhnen.

Woran Sie das bemerken? Sie fangen dadurch vielleicht an, Tätigkeiten, die Sie normalerweise tagsüber erledigen würden, auf spätabends zu verlegen. Nur um müde zu werden. Dadurch zementieren Sie unbewusst den neuen Rhythmus. Und dadurch bleibt er auch dann erhalten, wenn auf Ihren Streit längst eine Versöhnung folgte.

Haben Sie eine Ahnung, durch was Ihre Schlafstörung ausgelöst worden sein könnte? Auf der „Gedankenseite" auf Seite 34 ist Platz für Ihre Notizen dazu. Gedanken und Gefühle, die uns bewegen, aufzuspüren und niederzuschreiben, kann nämlich der erste erfolgreiche Schritt zu einer ruhigeren Nacht sein. Mehr dazu erfahren Sie in der zweiten Woche ab Seite 71.

- Sie machen sich große Sorgen wegen Ihres Schlafmangels und müssen tagsüber immer wieder an ihn und an die Konsequenzen denken.
- Ihr Schlafmangel wirkt sich negativ auf Ihr Privat- oder Berufsleben aus.

Wodurch zeichnet sich Ihr Schlafproblem aus? Schreiben Sie einfach Ihre Symptome auf der „Gedankenseite" auf Seite 34 nieder.

Auch unsere Seele liebt den Schlaf

Tagsüber prallt unendlich viel auf uns ein, das wir erst einmal verkraften müssen. Nicht alles, was wir erleben, ist von schöner Natur: Scheidungen, Kündigungen und Todesfälle können uns genauso belasten wie die politische Weltlage. Während des Schlafens kommt nicht nur unser Körper zur Ruhe. Auch die Seele kann sich erholen. Sie haben es sicher schon erlebt, dass die Welt am nächsten Morgen gar nicht mehr so wolkenverhangen war wie am Abend zuvor, oder? Wissenschaftliche Studien zeigen, was Schlafmangel anrichten kann: Schon nach 24 Stunden des Wachseins leidet die kognitive Leistung. Das drückt sich in mangelnder Schnelligkeit beim Denken und Handeln aus, in Konzentrationsstörungen und einer erhöhten Fehlerquote. Wir verhalten uns dann ungefähr so wie mit einem Alkoholpegel von 0,85 Promille. Nach weiteren 24 Stunden ohne Schlaf kann es darüber hinaus zu Halluzinationen und Gedächtnislücken kommen.

Eine Untersuchung amerikanischer Wissenschaftler brachte sogar ans Licht, dass chronischer Schlafmangel zu einem erhöhten Sterblichkeitsrisiko führen kann. Unser Körper und unsere Seele kommen damit einfach nicht klar. Nicht umsonst gilt Schlafentzug mit zu den schlimmsten Foltermethoden, derer sich einige Länder auf dieser Welt bedienen.

»Süßer Schlaf! Du kommst wie ein reines Glück ungebeten, unerfleht am willigsten!«
Johann Wolfgang von Goethe

Wer nicht schläft, wird depressiv

Man weiß, dass Menschen, die unter Schlafstörungen leiden und das tagsüber auch deutlich spüren, häufiger unter Depressionen leiden als Menschen mit einem gesunden Schlaf. Lange Zeit ging man davon aus, dass die Depression die Schlafstörung auslöst. Aber Forscher haben belegt, dass es genauso auch andersherum funktioniert: Eine Schlafstörung kann die Ursache von Depressionen sein. Die Wissenschaft vermutet, dass bei Patienten mit einer chronischen Schlafstörung das Risiko, depressiv zu werden, zwei- bis viermal so hoch ist wie bei Menschen mit gesundem Schlaf. Biologisch betrachtet lässt sich bei Depression und Schlafstörung der gleiche zentrale Prozess erkennen, nämlich die erhöhte Ausschüttung des Hormons Cortisol. Dadurch wird der Körper in den Zustand einer Stresssituation versetzt – für ihn eine physische und psychische Belastung. Es ist daher sehr wichtig, dass Sie Ihre Schlafstörungen von einem Arzt auf organische oder nicht organische Ursachen prüfen lassen, sofern Sie das bis jetzt noch nicht getan haben.

Ein Erfahrungsbericht aus meiner Praxis

„Ich kam zu Frau Fleckenstein in einer Zeit, in der ich wegen Depressionen unter Schlafstörungen litt. Regelmäßig wachte ich frühmorgens auf und konnte nicht mehr einschlafen.

Ich bin mit Eltern aufgewachsen, denen die Außenwirkung über alles ging. Ich war im Gegensatz zu meinem Bruder schon als kleiner Junge pummelig, worauf mich meine Mutter ständig hinwies. Mir wurde suggeriert, dass keiner mich mögen würde, auch weil ich schulisch nur mittelmäßige Leistungen erbrachte. Meine Depression fing an, als ich 20 Jahre alt war. Ich ging damals zum Arzt und bekam Tabletten, damit ich besser schlafen konnte. Die Beschwerden verschwanden kurzfristig, kehrten aber immer wieder. Erst in den Therapiestunden mit Frau Fleckenstein kristallisierte sich heraus, dass ich mir nie erlaubt hatte, glücklich zu sein. Oder mich so zu akzeptieren, wie ich bin. Ich wollte allen gefallen und schluckte daher mehr herunter, als ich ertragen konnte. Wenn es meiner Seele zu viel wurde, antwortete sie mit Depressionen und deren Begleiterscheinungen: Mit Schlafproblemen, Abgeschlagenheit, Konzentrationsstörungen und ständigem Gedankenkreisen.

Ich durfte lernen, mich selbst zu lieben. Nein zu sagen, wenn es mir zu viel wird. Ohne Angst zu haben, dass ich nicht mehr gemocht werde. Heute geht es mir sehr gut. Ich fahre unter Anleitung meiner begleitenden Ärztin die Antidepressiva weiter runter. Und schlafen kann ich auch wieder gut."

Jürgen, 48
Leitender Angestellter aus Ingolstadt

Schlauer dank Schlafprotokoll

Wie genau kennen Sie eigentlich Ihr Schlafproblem? Fällt es Ihnen schwer einzuschlafen? Oder mehrere Stunden am Stück Ruhe zu finden? Fühlen Sie sich am nächsten Morgen wie gerädert, obwohl Sie eigentlich eine entspannte Nacht hatten?

Um Ihr Problem zu lösen, ist es wichtig, dass Sie zunächst einmal Ihre persönlichen Störfaktoren ausfindig machen. Und das funktioniert am besten, indem Sie ein Schlafprotokoll führen. Wohl jeder von uns erlebt mal eine anstrengende Nacht – oder auch mehrere. Problematisch wird es aber erst, wenn der Schlaf dauerhaft gestört ist. Stress, Streit oder das berühmte Gedankenkarussell, das sich permanent dreht, können Gründe dafür sein. Um herauszufinden, wann und warum Sie Ihr Schlafproblem quält, ist es sinnvoll, ein Schlafprotokoll zu führen. Auch, weil Sie das Ergebnis später gegebenenfalls mit einem Arzt oder Psychologen besprechen können. Nutzen Sie daher in den kommenden Wochen (und darüber hinaus) so oft wie möglich abends und morgens das Schlafprotokoll auf den folgenden Seiten. Am besten, Sie kopieren sich die Seiten vorab, um sie auch in Zukunft benutzen zu können. Vielleicht heften Sie sich die Seiten in einer Mappe ab. Dann können Sie genau ablesen, wie sich Ihre Schlafqualität verbessert hat.

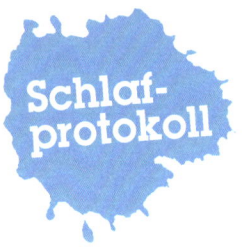

Schlaf-
protokoll

Bitte vor dem
Lichtlöschen ausfüllen!

	Wie fühlen Sie sich jetzt? ① Angespannt ② Ziemlich angespannt ③ Eher angespannt ④ Eher entspannt ⑤ Ziemlich entspannt ⑥ Entspannt	Wie war heute Ihre durchschnittliche Leistungsfähigkeit? ① Gut ② Ziemlich gut ③ Eher gut ④ Eher schlecht ⑤ Ziemlich schlecht ⑥ Schlecht	Haben Sie sich heute erschöpft gefühlt? ① Nein ② Ein wenig ③ Ziemlich ④ Sehr
Mo.			
Di.			
Mi.			
Do.			
Fr.			
Sa.			
So.			
Bsp.	4 – Eher entspannt	3 – Sehr gut	1 – Nein

Haben Sie heute tagsüber geschlafen? Wie lange? (Std., Min.) Wann? (von … bis Uhr)	Haben Sie in den letzten vier Stunden Alkohol zu sich genommen? Was? Wie viel?	Wann sind Sie zu Bett gegangen? Uhrzeit
20 Min., 14.30–14.50 Uhr	0,2 l Wein	22.30 Uhr

© R. M. Hoffmann, S. Liendl, Psychiatrische und Psychotherapeutische Klinik, Universitätsklinik Erlangen

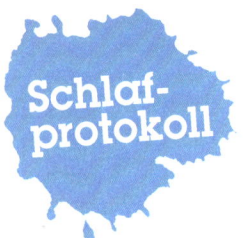

Schlaf-protokoll

Bitte nach dem Aufstehen ausfüllen!

	Wie erholsam war Ihr Schlaf? ① Sehr ② Ziemlich ③ Mittelmäßig ④ Kaum ⑤ Gar nicht	Wie fühlen Sie sich jetzt? ① Bedrückt ② Ziemlich bedrückt ③ Eher bedrückt ④ Eher un-beschwert ⑤ Ziemlich un-beschwert ⑥ Unbeschwert	Wie lange hat es nach dem Lichtlöschen gedauert, bis Sie einschlie-fen? In Minuten	Waren Sie nachts wach? Wie oft? Wie lange insgesamt? In Minuten
Mo.				
Di.				
Mi.				
Do.				
Fr.				
Sa.				
So.				
Bsp.	3 – Mittelmäßig	4 – Eher un-beschwert	40 Min.	1 x, 30 Min.

Wann sind Sie endgültig aufgewacht? Uhrzeit	Wie lange haben Sie insgesamt geschlafen? Stunden und Minuten	Wann sind Sie endgültig aufgestanden? Uhrzeit	Haben Sie seit gestern Abend Medikamente zum Schlafen eingenommen? Präparat, Dosis, Uhrzeit
06.30 Uhr	6 Std., 50 Min.	07.15 Uhr	Ximovan, 1 Tablette, 21.00 Uhr

© R. M. Hoffmann, S. Liendl, Psychiatrische und Psychotherapeutische Klinik, Universitätsklinik Erlangen

Komm, lieber Schlaf

Ich habe Ihnen auf den vorangegangenen Seiten bereits erläutert, inwieweit guter Schlaf von unserem Innenleben abhängt. Aber natürlich spielen auch äußere Faktoren eine Rolle.

Das perfekte Schlafzimmer

Die Einrichtung Ihres Schlafzimmers, eine entspannende Atmosphäre und die richtigen Accessoires können einiges zum angenehmeren Verlauf der Nächte beitragen. Haben Sie sich zu Hause schon die ideale Ruheoase geschaffen? Das finden Sie anhand dieser Checkliste heraus:

- **Luft:** Sauerstoff gibt es im Schlafzimmer zwar in der Regel genug, trotzdem empfiehlt es sich, vor dem Schlafengehen noch einmal gründlich zu lüften. Denn abgestandene Luft kann störend sein. Wie lang das Fenster dabei offen bleiben sollte, hängt auch von der Jahreszeit ab. Experten empfehlen im Winter etwa fünf Minuten, im zeitigen Frühjahr und späten Herbst zehn, im Sommer je nach Wetterlage 15 bis 20.
- **Temperatur:** 16 bis 18 Grad halten viele Experten für ideal. Höhere Temperaturen können die nächtliche Wärmeregulierung des Körpers genauso durcheinanderbringen wie zu niedrige. Ganz so genau müssen Sie es aber nicht nehmen. Wichtig ist, dass Sie weder schwitzen noch frieren. Denn beides kann sich schnell hinderlich auf den Schlaf auswirken.
- **Licht:** Je dunkler es im Schlafzimmer ist, desto besser. Dicke Vorhänge oder Jalousien können störende Lichtquellen eliminieren. Gerade wenn Sie morgens nur schwer aus den Federn kommen, kann Licht aber auch dabei helfen, besser wach zu werden. Eine gute Lösung, wenn Sie es abends dunkel, in der Früh aber hell brauchen, ist ein Lichtwecker. Er imitiert den Sonnenaufgang und fährt sich langsam hoch, sodass es nach und nach heller wird. Das ist deutlich angenehmer, als wenn jemand einfach das Licht anknipst oder den Vorhang aufreißt.

Liegeprobe unter vier Augen

Sind Sie Rückenschläfer, Bauchschläfer oder bevorzugen Sie nachts die Embryohaltung? Es gibt zig Schlafpositionen – genauso wie dazu passende Matratzen und Kissen. Wenn Sie sich ein neues Stück kaufen, gehen Sie am besten in den Fachhandel. In einem Matratzenstudio werden Sie beim Probeliegen vom Fachmann beobachtet, der Ihnen wertvolle Tipps geben kann. Bleiben Sie dabei ruhig 15 bis 30 Minuten liegen, vor allem wenn Sie unter Nackenproblemen leiden. Manche Händler bieten sogar an, die Matratze mehrere Wochen zu Hause zu testen, bevor Sie sich endgültig entscheiden.

Ganz wichtig: Machen Sie den Liegetest im Laden nicht abends nach einem stressigen Tag. Denn dann sind Sie so müde, dass Ihnen quasi jedes Kissen und jede Matratze zusagen.

- **Geräusche:** Wenn Sie schlafen, sollte es möglichst ruhig sein. Wohnen Sie also nicht ganz ruhig, lüften Sie vor dem Schlafen ausgiebig und schließen dann das Fenster. Selbst wenn Sie den Straßenlärm nicht bewusst wahrnehmen: Ihr Körper tut es und reagiert darauf mit erhöhtem Puls, höherem Blutdruck und einer vermehrten Adrenalinproduktion. Alles nicht gerade optimal, wenn Sie eigentlich Erholung suchen. Übrigens: Auch laut tickende Wecker können Ihnen den Schlaf rauben. Also raus damit!
- **Deko:** Verzichten Sie nach Möglichkeit auf Schnittblumen oder Topfpflanzen im Schlafzimmer, auch wenn sie schön aussehen. Das gilt übrigens nicht nur für stark duftende Pflanzen wie zum Beispiel Hyazinthen oder Lilien, die Kopfweh verursachen können – selbst wenn man ihren Geruch tagsüber mag.

Grünpflanzen können im Dunkeln kein Kohlendioxid aus der Luft aufnehmen und in Sauerstoff umwandeln. Daher verbrauchen sie nachts Sauerstoff aus der Raumluft. Alternative: Kleben Sie blumige Wandtatoos auf oder schmücken Sie eine Wand mit einer floralen Tapete. Die müssen Sie auch nicht gießen …

- **Farben:** Sie haben maßgeblich Einfluss auf unser Befinden. Gelb-, Orange- und Rottöne wirken erwiesenermaßen anregend, können also unter Umständen der Nachtruhe eher im Wege stehen. Weiß wirkt schnell steril und mindert so den Kuschelfaktor. Nach Möglichkeit sollte Ihr Schlafzimmer in Grün- und Blautönen gehalten sein. Die wirken auf Körper und Geist beruhigend und fördern so auch den Schlaf.

- **Schlafplatz:** Wer gut schlafen will, braucht genug Platz, denn wir sind nachts weitaus aktiver, als wir denken. Idealerweise ist Ihr Bett oder die Seite, auf der Sie liegen, mindestens einen Meter breit und 20 Zentimeter länger als Sie selbst.

- **Matratze und Lattenrost:** Wählen Sie eine Matratze, die sich der Form Ihres Körpers anpasst. In der Regel gilt: Je höher Ihr Gewicht ist, desto härter sollte die Matratze sein. Sonst tut der Rücken bald weh. Beim Lattenrost sollten die einzelnen Latten maximal fünf Zentimeter voneinander entfernt sein, damit die Wirbelsäule optimal entlastet wird.

- **Kissen und Decke:** Es gibt nichts Schlimmeres als ein Kissen, das zu klein oder durchgelegen ist. Es lohnt sich außerdem, in ein Modulkissen zu investieren. Es hat mehrere Schichten und passt sich der individuellen Schlafposition an. Die Qualität der Bettdecke ist ebenfalls nicht zu unterschätzen. Hier gibt es unabhängig vom Material unterschiedliche Wärmekategorien, je nachdem ob Sie eher frieren oder schwitzen. Für Allergiker eignen sich Synthetikfasern, die bei bis zu 60 Grad gewaschen werden können.

Was fehlt in Ihrem Schlafzimmer zur perfekten Relax-Umgebung? Notieren Sie es auf Seite 35.

Sind Sie es müde, weiter müde zu sein?

Wer viel erreichen will, muss viel dafür tun. Dieser Erfolgsgrundsatz ist in sehr vielen Köpfen fest verankert. Nur der Schlaf, der soll doch bitte schön von allein kommen … Ganz so einfach ist es leider nicht. Darum möchte ich Ihnen eins ans Herz legen: Es ist Ihre persönliche Beziehung zum Schlaf, die über Ihre Lebensqualität entscheidet. Wollen Sie noch lange körperlich und geistig fit bleiben, so darf Schlafen für Sie zu einem Hobby werden, dem Sie gerne nachgehen. Und in das Sie auch entsprechend Zeit und Mühe investieren. Ihre Schlafqualität darf Ihnen genauso wichtig werden wie die Wahl Ihrer Lebensmittel, des Fitnessstudios oder der Bücher, die Sie lesen.

Als ich mal gefragt wurde, was ich mit zwei Stunden mehr Zeit am Tag anfangen würde, habe ich sofort und ohne mit der Wimper zu zucken geantwortet: schlafen! Für mich ist der Schlaf etwas Köstliches, auf das ich mich freue. Und ich tue alles, damit er gern zu mir kommt. Durch permanente

Grübelei oder nicht verarbeitete Emotionen hat er nämlich schnell das Gefühl, unerwünscht zu sein. Daher ist es so wichtig, sich von negativen Mechanismen zu verabschieden.

Nutzen Sie die verschiedenen Tipps und Übungen, die ich Ihnen in den nächsten drei Wochen vorstelle, um sich Ihrem Schlaf bewusster zu werden und ihn in Ihrem Bett willkommen zu heißen. Und sollten Sie trotz allen Bemühungen weiterhin schlecht schlafen, scheuen Sie sich nicht, Ihren Arzt um Hilfe zu fragen. Schließlich sind die gesundheitlichen Folgen eines permanenten Schlafmangels viel zu gefährlich, als dass Sie die durchwachten Nächte als lästige „Macke" hinnehmen sollten.

> »Wer seine Müdigkeit künstlich bekämpft: Nikotin, Alkohol, Tee, Kaffee – legt seinem treuesten Wächter eine Binde um die Augen.«
> **Carl Ludwig Schleich**

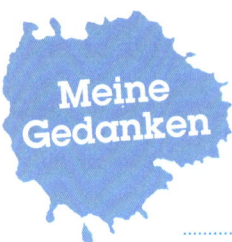

Meine Gedanken

Mein Schlaftyp – und was ich ändern möchte (siehe Seite 14–19)

....

....

....

....

....

Das ist mein Schlafproblem (siehe Seite 21–23)

....

....

....

....

....

Was die Ursache dafür sein könnte
(siehe Seite 22)

....

....

....

....

....

Was meinem Schlafzimmer zum Entspannen fehlt
(siehe Seite 30–32)

....

....

....

....

....

....

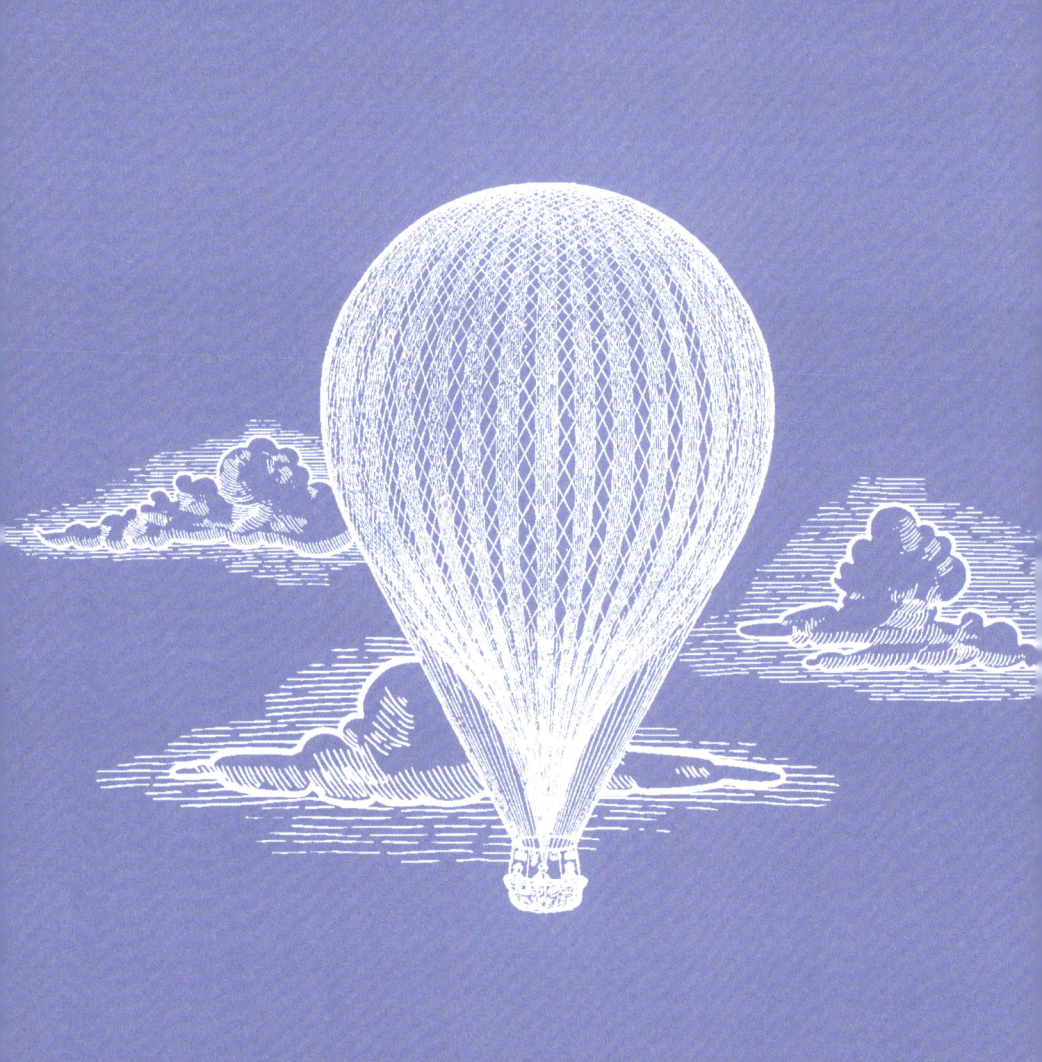

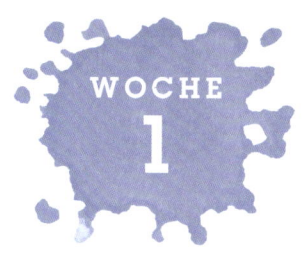

KOMMEN SIE IHREN INNEREN SCHLAFGEGNERN AUF DIE SPUR

Willkommen zur ersten Woche! Ich freue mich darauf, Sie die nächsten 21 Tage zu begleiten und Sie dabei zu unterstützen, sich mit Ihrem Schlaf anzufreunden. Finden Sie heraus, was bislang die erholsame Nachtruhe behindert und was Sie daran ändern können. Blättern Sie um, wir legen sofort los!

TAG 1

Finden Sie eine Strategie für Ihr Schlafproblem

Was Sie damit erreichen? Sie nutzen ganz neue Denkmuster als Blitzhilfe-Übung.

Schlafproblem ist nicht gleich Schlafproblem. Dem einen fällt es zum Beispiel schwer, abends einzuschlafen. Der andere schläft selten eine Nacht durch. Wieder andere wachen viel zu oft viel zu früh auf.

Auf den folgenden Seiten beschreibe ich die drei häufigsten Schlafstörungen und verrate Ihnen gleich jeweils eine passende Blitzübung, die sofort Abhilfe schafft.

„Mr. Sandman, bring me a dream …": darum baten schon 1954 vier Sängerinnen aus den USA. Der Hit des Chorquartetts wurde seitdem immer wieder neu aufgelegt. Ach, wenn es doch nur so einfach wäre: Eine Prise Sand

ins Auge und schon ist man im Reich der Träume … Allerdings haben internationale Schlafforscher bis heute über 80 verschiedene Störungen diagnostiziert. Hier kommen die drei Spitzenreiter, die uns um den erholsamen Schlaf bringen. Leiden auch Sie unter einem dieser Probleme?

Problem 1: Ich kann nicht einschlafen!

Sie liegen abends gefühlt stundenlang wach, bis Sie endlich in den Schlaf abdriften? Wälzen sich erfolglos hin und her, um die Position zu finden, die Sie endlich selig wegschlummern lässt? Und am nächsten Morgen wachen Sie dann häufig wie gerädert auf und haben das Gefühl, wieder einmal kein Auge zugemacht zu haben. Obwohl das objektiv betrachtet natürlich so nicht stimmt.

Ihr Problem: Sie haben offensichtlich eine ganz bestimmte Erwartung daran, wann Sie einschlafen müssten. Vielleicht gehen Sie auch davon aus, dass es bei Ihnen genauso sein müsste wie bei anderen Menschen: Sie schließen die Augen und schon kommt der Schlaf von ganz allein. Aber das muss nicht so sein. Wichtig ist daher, dass Sie sich nicht zu sehr unter Druck setzen.

Ihre Blitzhilfe-Übung

Machen Sie es doch in einer der kommenden Nächte einmal ganz anders: Legen Sie sich ins Bett und löschen Sie wie gewohnt das Licht. Und jetzt lassen Sie – das ist neu – Ihre Augen absichtlich offen und bleiben so lange wie möglich wach. Genießen Sie den Blick in die Dunkelheit, die Sie umgibt. Lassen Sie die ruhige Stimmung auf sich wirken. Schließlich ist diese Dunkelheit ganz anders als das Tiefschwarz in Ihrem Kopf, sobald Sie die Augen schließen. Achten Sie darauf, wie Ihr Atem durch den Körper strömt. Entspannen Sie sich.

Was das bringt? Durch diese kleine Ablenkungstechnik hören Sie auf, sich nahezu krampfhaft darauf zu fixieren, unbedingt einschlafen zu müssen. Sie denken stattdessen überhaupt nicht ans Einschlafen – und genau dadurch wird dieses leichter.

Ihr optimaler Schlafsatz

Diesen Satz können Sie so oft anwenden, wie Sie wollen – tagsüber, im Bett, laut oder in Gedanken. Je öfter Sie ihn wiederholen, desto mehr prägt er sich als Gefühl in Ihr Unterbewusstsein ein. Ihr Satz lautet: „Ich schlafe mit jedem Tag immer besser ein."

Problem 2: Ich schlafe keine Nacht durch!

Sie wachen häufig mitten in der Nacht auf und können nicht wieder zurück in den Schlaf finden? Wenn morgens dann der Wecker klingelt, fühlt es sich an, als wären Sie eben erst endlich wieder eingeschlafen?

Für solche nächtlichen Wachphasen kann es verschiedene Gründe geben. Klären Sie daher zuerst mit Ihrem Arzt ab, ob möglicherweise irgendwelche organische Ursachen vorliegen.

Auch ein Anflug von Depression kann zu ungewöhnlich vielen nächtlichen Wachphasen führen. Genauso sollten Sie kompetente psychologische Hilfe suchen, wenn Sie häufig von Albträumen geweckt werden.

Ich kann Sie aber beruhigen: In vielen Fällen ist dieses Schlafproblem harmlos. Denn wie Sie aus dem Theoriekapitel wissen, ist es völlig normal, dass wir nachts immer wieder mal wach werden. Dafür sind unsere Gedanken und Gefühle verantwortlich. Sie möchten eben beachtet werden – auch wenn das um 3 oder 4 Uhr morgens natürlich weniger schön ist.

Ihre Blitzhilfe-Übung

Mit dieser Übung helfe ich mir selbst, wenn ich nachts einmal plötzlich hellwach daliege. Wenn sich das Gedankenkarussell nämlich erst einmal dreht, komme ich vom Hölzchen aufs Stöckchen – und genau diesen Vorgang gilt es zu stoppen.

Vielleicht kommt es Ihnen so vor, als würde ein Gedanke fließend in den nächsten übergehen – so wie noch feuchte Aquarellfarben auf einem Papier ineinanderfließen. Aber lassen Sie sich von mir sagen: Zwischen zwei Gedanken gibt es immer eine Lücke. Machen Sie sich einen Spaß daraus, diese Lücke zu finden und wahrzunehmen.

Fokussieren Sie sich auf den Leerraum, in dem die Gedanken stillstehen. Merken Sie, wie Sie nach und nach immer mehr in diesen Lücken verschwinden, obwohl Sie noch mitbekommen, dass irgendwo Gedanken kreisen. Halten Sie einfach nicht weiter an ihnen fest. Das klingt vielleicht am Anfang etwas schwierig. Aber ich kann Ihnen versichern, dass es immer besser funktioniert, umso öfter Sie es üben. Probieren Sie es!

Ihr optimaler Schlafsatz

Diesen Satz können Sie so oft anwenden, wie Sie wollen – tagsüber, im Bett, laut oder in Gedanken. Je öfter Sie ihn wiederholen, desto mehr prägt er sich als Gefühl in Ihr Unterbewusstsein ein. Er lautet: „Ich schlafe wieder ruhig und entspannt ein, auch wenn ich nachts mal aufwachen sollte."

Problem 3: Ich wache viel zu früh auf!

Je älter wir werden, desto oberflächlicher wird unser Schlaf. Die Tiefschlafphase verkürzt sich. Das allein kann bereits dazu führen, dass wir morgens zwischen 4 und 5 Uhr aufwachen, obwohl der Wecker erst zwei, drei Stunden später klingeln würde.

Tritt dieses Phänomen bei Ihnen häufiger auf, sollten Sie zunächst mit Ihrem Arzt klären, ob eventuell eine organische oder psychische Erkrankung der Auslöser ist. Lässt sich das ausschließen, versuchen Sie es einmal mit folgenden Ratschlägen.

Was tun Sie, wenn Sie frühmorgens von Vogelgezwitscher oder den ersten Sonnenstrahlen aus den Federn gerissen werden? Schauen Sie auf die Uhr und stellen genervt fest „Oh je, ich habe nur noch eine Stunde bis zum Weckerklingeln"? Sehen Sie es positiv! Freuen Sie sich, dass Sie zum Glück noch eine Stunde liegen bleiben können. Das gibt Ihnen schon mal eine positivere Grundeinstellung für den Tag. Ganz wichtig: Stehen Sie nicht auf, um zum Beispiel das Frühstück zu machen. Ansonsten weckt Sie Ihr Unterbewusstsein demnächst regelmäßig so früh, damit Sie Arbeiten im Haushalt erledigen.

Ihre Blitzhilfe-Übung

Anstatt genervt die Minuten hinunterzuzählen, die bis zum endgültigen Weckerklingeln vergehen, können Sie die Ihnen verbleibende Zeit im Bett für eine Gedankenreise an Ihren Lieblingsort nutzen. Das kann ein Ort sein, an dem Sie bereits einmal waren, oder einer, den Sie erst noch kennenlernen wollen. Setzen Sie all Ihre fünf Sinne so intensiv wie möglich ein, um die Szene zu visualisieren. Sehen, hören, fühlen, riechen und schmecken Sie! Wichtig ist, dass Sie das Erlebnis so angenehm wie möglich gestalten. Das hilft Ihnen, entspannt zu bleiben, die Zeit im Bett zu genießen und vielleicht sogar noch einmal einzuschlafen.

Ihr optimaler Schlafsatz

Diesen Satz können Sie so oft anwenden, wie Sie wollen – tagsüber, im Bett, laut oder in Gedanken. Je öfter Sie ihn wiederholen, desto mehr prägt er sich als Gefühl in Ihr Unterbewusstsein ein. Ihr Satz lautet: „Ich besuche immer meinen Lieblingsort, wenn ich zu früh aufwache."

TAG 2

Haben Sie ein Herz für Eulen und Lerchen

Was Sie damit erreichen? Sie hören wieder auf Ihre innere Uhr.

Morgenstund hat Gold im Mund – heißt es zumindest. Aber diese Redensart gilt nicht für jeden von uns. Heute zeige ich Ihnen, welche Schlaftypen es gibt und welches Hilfsmittel beiden zu einem echten Leistungskick zu verhelfen mag.

Jeder von uns hat einen genetisch festgelegten Biorhythmus, nach dem sich seine Körperfunktionen richten, zu denen auch das Schlafverhalten zählt. Die Menschen lassen sich dabei grob in zwei Gruppen unterteilen: die Frühaufsteher („Lerchen") und die Langschläfer („Eulen"). Zwar ändert sich das Schlafverhalten im Laufe des Lebens immer wieder mal – so gehö-

ren Kinder und ältere Menschen tendenziell eher zu den Lerchen, Jugendliche und junge Erwachsene zu den Eulen. Aber sicher erkennen auch Sie sich in einem der beiden folgenden Typen wieder.

So ticken Lerchen

Lerchen wachen morgens auch ohne Wecker auf und springen problemlos und gut gelaunt um 6 Uhr aus dem Bett. Sie haben vormittags am meisten Power, dafür folgt zwischen 12 und 14 Uhr ein Mittagstief. Und spätestens gegen 22 Uhr heißt es für sie: Zapfenstreich.

Lerchen gelten gemeinhin als analytisch und gewissenhaft. Sie sollen Alltagsproblemen eher gewachsen sein, weil sie im wahrsten Sinne des Wortes „ausgeschlafener" sind. Ihre Schwächen: das Durchschlafen und die morgendliche „Bettflucht".

So ticken Eulen

Anders die Eulen: Sie kommen morgens nur schwer in Gang, vor 9 Uhr ist mit ihnen nur wenig anzufangen.

Das Schlafmützen-Experiment

Das Gymnasium der Stadt Alsdorf bei Aachen startete 2016 ein bundesweit bisher einzigartiges Experiment: ein Gleitzeitsystem für Oberstufen-Schüler. Die Jugendlichen können selbst entscheiden, ob sie um 8 Uhr oder erst um 8.50 Uhr mit dem Unterricht beginnen – wer später kommt, muss den Stoff eben in einer Freistunde nachholen. Die Schule nimmt damit erfolgreich Rücksicht auf den Biorhythmus der Teenager: Dadurch, dass der Körper in der Pubertät erstmals Sexualhormone produziert, verschiebt sich nämlich die Produktion des Schlafhormons Melatonin. Die meisten Jugendlichen werden so automatisch zu Eulen.

Sie sind typische Morgenmuffel, die auch keinen Wert auf ein ausgiebiges Frühstück legen. Erst ab 12 Uhr läuft ihr Motor richtig an, ein Tief folgt dann zwischen 16 und 18 Uhr. Dafür wird ab 21 Uhr noch mal richtig aufgedreht. Was Eulen deshalb schwerfällt: das Einschlafen.

Eulen eilt der Ruf voraus, besonders kreativ zu sein. Wissenschaftler vermuten, dass sie mit dem Plus an Ideen ihre morgendliche Müdigkeit überspielen und somit ihre „Schwäche" in ihre größte Stärke verwandeln.

Wie ein Powernap Lerchen und Eulen helfen kann

Egal, ob Lerche oder Eule: Der Mensch ist nach dem Takt seiner inneren Uhr eigentlich auf einen biphasischen Schlaf eingestellt. Das bedeutet: Unser Körper ist darauf programmiert, innerhalb von 24 Stunden zweimal zu schlafen. Aus diesem Grund tut ein Mittagsschlaf beiden Typen sehr gut – wenn er sich einrichten lässt.

Lerchen, die abends normalerweise zeitig schlappmachen, können durch einen Mittagsschlaf ihre Energiekurve strecken und so selbst bei einer Party bis in die Puppen durchhalten.

Eulen, die morgens entgegen ihrer Natur früh raus müssen, können mithilfe des Mittagsschlafes noch einmal Energie tanken und einem Durchhänger am späten Nachmittag vorbeugen.

Eine Freundin von mir lebt in Shanghai. In der chinesischen Metropole ist es völlig normal, dass die Menschen jeden Tag nach dem Essen ihren Kopf auf den Schreibtisch legen, um ein Nickerchen zu machen. Seit 1949 ist „Xeu Xi" (der Mittagsschlaf) sogar gesetzlich verankert: „Wer arbeitet, hat ein Recht auf Xeu Xi", heißt es in der chinesischen Verfassung. Und in vielen Büros gibt es dafür sogar Extraschlafräume. Eine tolle Idee.

Doch obwohl wissenschaftlich erwiesen ist, dass ein Mittagsschlaf den Blutdruck senkt, Stress vorbeugt, die Konzentration fördert und die Stimmung positiv beeinflussen kann, wird er von den Deutschen viel zu selten genutzt. Hierzulande sollen die Mitarbeiter acht Stunden oder mehr pro Tag volle Leistung zeigen. Jemand, der mittags schläft, gilt da leider schnell als Faulpelz.

Vielleicht sollten sich deutsche Chefs ja an diesem Amerikaner ein Beispiel nehmen? Mark Bertolini, Chef eines großen amerikanischen Versicherungsunternehmens, zahlt seinen Angestellten bis zu 500 Dollar pro Jahr, wenn sie (zum Beispiel durch Daten auf ihren Fitnessarmbändern) nachweisen können, dass sie 20 Nächte hintereinander mindestens sieben Stunden Schlaf bekommen haben. Wer ausgeschlafen ist, arbeitet nämlich produktiver und trifft bessere Entscheidungen, findet Bertolini, der auch kostenlose Yoga- und Meditationskurse für seine Mitarbeiter initiierte.

Trotz aller Vorteile: Bei uns haben wohl die wenigsten Angestellten die Möglichkeit, sich mittags hinzulegen. Gerade deshalb sollten Sie jede Gelegenheit wahrnehmen, mittags kurz zu entspannen. Das geht auch in der kleinsten Kaffeeküche oder im Auto auf dem Parkplatz. Sie können zum Beispiel eine Methode ausprobieren, die der spanische Maler Salvador Dalí

Powernapping à la Salvador Dalí

Suchen Sie sich nach dem Mittagessen einen ruhigen, angenehmen Ort. Setzen oder legen Sie sich dort hin. Stellen Sie sich sicherheitshalber einen Wecker, der Sie nach 20 Minuten weckt, falls Sie tatsächlich fest einschlafen. Bedenken Sie aber, dass es nicht darauf ankommt, unbedingt einzuschlafen, sondern eher darum, sich gut zu entspannen.

Nehmen Sie einen Löffel oder einen anderen harten Gegenstand (beispielsweise einen Schlüsselbund) in die Hand, machen Sie es sich bequem und schließen Sie Ihre Augen. Sollte Ihnen der Gegenstand aus der Hand fallen, sind Sie eingenickt – und das ist ein Zeichen dafür, dass Sie bereits relaxed sind. Oftmals reicht das schon aus, um wieder energiegeladen den noch anstehenden Aufgaben nachgehen zu können.

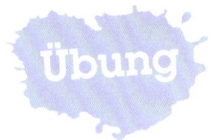 Wenn Sie Zeit und Gelegenheit dazu haben, erholen Sie sich bei meinem 20-minütigen Powernap.

(1904–1989) nutzte, um Kraft für die zweite Tageshälfte zu schöpfen. Ihm war der Mittagsschlaf heilig. Aber weil er befürchtete, zu tief und zu lange zu schlafen, nutzte er einen Trick: Er setzte sich für das Nickerchen in seinen Lieblingsstuhl und nahm einen Löffel in die Hand. Der fiel lautstark herunter, sobald der Künstler drohte, in die Tiefschlafphase überzutreten.

Wenn Sie unter der Woche nicht dazu kommen, dürfen Sie zumindest am Wochenende üben, sich mittags kurz hinzulegen. Sie werden bald merken, wie gut das tut. Wichtig: Menschen mit starken Schlafstörungen oder Depressionen sollten immer einen Arzt zurate ziehen und ein individuelles Schlafprogramm aufstellen, zu dem eventuell auch ein Powernap gehört.

TAG 3

Akzeptieren Sie biologische Steine im Weg

Was Sie damit erreichen? Sie vergeuden keine unnötige Energie mehr.

Die Welt ist ungerecht, zumindest, wenn es um den Schlaf geht: Heute lesen Sie, warum die meisten Männer besser schlafen als Frauen – und wir gegen diese Tücke der Natur (fast) machtlos sind. Eins allerdings hilft: eine Extraportion Gelassenheit. Laut internationaler Studien sind Frauen deutlich häufiger von Schlafstörungen betroffen als Männer. Sind die Herren der Schöpfung also generell ausgeglichener, ruhiger und entspannter? Nein, Frauen wurden biologisch betrachtet nur leider mit völlig anderen Grundvoraussetzungen ausgestattet. So kann zum Beispiel die monatliche Menstruation durch hormonelle

Schwankungen genauso Schlafprobleme hervorrufen wie eine Schwangerschaft. Spätestens ab dem dritten Schwangerschaftstrimester ist an einen erholsamen Schlaf nicht mehr zu denken. Der wachsende Bauch und das sich bewegende Baby führen dazu, dass sich die Nächte werdender Mütter deutlich verkürzen. Und ist das Kind schließlich auf der Welt, achten die Frauen im Bett viel genauer auf die Geräusche um sie herum als die frischgebackenen Väter. Auch das ist nicht gerade schlaffördernd.

Männer sind friedlich schlummernde „Herdentiere"
Viele Mütter berichten, dass ihr Schlaf seit der Geburt des Kindes nie mehr war wie vorher, weil sich ihr Unterbewusstsein an den inneren Appell gewöhnt hat: „Ich muss aufwachen, wenn mein Kind sich meldet." Das ist evolutionsbedingt, schließlich muss sich die Mutter um ihre „Herde" kümmern. Aus demselben Grund sind Frauen nachts generell sensibler für Geräusche. Während sie oft wach lie-

gen, schnarchen viele Männer selig vor sich hin: Sie sind urgeschichtlich betrachtet „Herdentiere", die in Gesellschaft umso besser schlafen.

Frauen nehmen sich zudem Geschehnisse im Alltag oft viel mehr zu Herzen als Männer. Sie machen sich mehr Gedanken – auch viele unnötige. Sie wälzen Probleme, obwohl sie sich eingestehen sollten, dass ihnen nachts im Bett ganz sicher keine Lösung einfallen wird. Männer dagegen schieben ihre Sorgen häufig erst einmal beiseite, um sich später damit zu befassen.

Diese nervigen Wechseljahre

Als wenn das alles nicht schon genug wäre, kommt eine weitere Hürde auf uns Frauen zu: die Wechseljahre. Die bringen nächtliche Hitzewallungen mit sich, plötzliches Frösteln, erhöhten Harndrang – und natürlich Schlafprobleme. Einige Frauen fangen sogar an zu schnarchen, obwohl sie das vorher nie getan haben. Der Grund: Weil der Östrogenspiegel sinkt, erschlafft das Gewebe, auch das in der Nase. Und das erschwert die Atmung: Die Luft

wird häufiger durch den Mund eingesogen und dadurch kommt es zu dem lästigen „Sägegeräusch".

Ein nicht nachahmenswerter Erfahrungsbericht aus meiner Praxis

„Die Wechseljahre haben mein Leben ganz schön auf den Kopf gestellt. Seit einigen Jahren wache ich gegen 3 Uhr nachts auf und bin hellwach. Anfangs lag ich bis zu zwei Stunden tatenlos im Bett. Mittlerweile habe ich mir angewöhnt, lieber aufzustehen, statt mich herumzuwälzen. Ich bin einfach zu unruhig, um weiter im Bett liegen zu bleiben. Außerdem habe ich Angst, dass mein Mann durch mein ständiges Hin und Her aufwacht. Schließlich soll wenigstens er eine ruhige Nacht haben. Meistens gehe ich ins Wohnzimmer und surfe im Internet. Oft kaufe ich Klamotten. Wann habe ich sonst schon mal Zeit, dermaßen ausgiebig in Onlineshops zu stöbern? Wenn ich nachmittags von der Arbeit komme, bin ich häufig so k. o., dass ich mich erst mal ein, zwei Stündchen hinlegen muss."
Maria, 50
Sekretärin aus Holzkirchen

Gelassenheit statt Genörgel

Maria ist kein Einzelfall. Ich habe viele Frauen erlebt, die Ähnliches durchmachten. Ihr aber konnte ich recht einfach helfen. Natürlich kann auch ich die lästigen Nebenwirkungen der Wechseljahre nicht wegzaubern. Aber ich konnte Maria unter anderem aufzeigen, wie sie ihren Schlafrhythmus durch ihre nächtlichen Shoppingexzesse noch zusätzlich umprogrammiert und damit das Problem verfestigt hatte. Und auch, dass ein so spät am Tag eingelegter „Mittagsschlaf" eher kontraproduktiv ist.

Was aber mindestens genauso wichtig war: Ich unterstütze Maria dabei zu akzeptieren, dass sich ihr Körper hormonell auf eine andere Lebensphase vorbereitete, in der die Natur einfach nicht mehr so viel Schlaf vorgesehen hat wie in den Jahren zuvor. Ein Prozess, der damit zu tun hat, dass wir Menschen früher nicht so alt wurden, geschweige denn so lange arbeiteten, wie wir es heute tun.

Verantwortlich für den veränderten Tag-Nacht-Rhythmus ist das Gelbkörperhormon Progesteron, dessen Produktion zu Beginn der Wechseljahre drastisch heruntergefahren wird. Weitere Folgen: Stimmungsschwankungen, Reizbarkeit und Schlafstörungen. Die einzig sinnvolle Reaktion auf all das ist eine Extraportion Gelassenheit. Ich selbst habe mir schon früh vorgenommen, dass ich diese Phase mit Würde durchleben und nicht über jede hormonelle Veränderung klagen würde. Schließlich wird es dadurch in keiner Weise besser. Also stehe ich morgens auf, werfe mein oft durchgeschwitztes Oberteil in die Wäsche und ziehe abends ein frisches an. Ich lasse mir durch diese Beschwerden nicht meinen kostbaren Schlaf nehmen. Und das sollten Sie auch nicht.

Denken Sie daran: Auch die Wechseljahre gehen vorüber, genauso wie eine Schwangerschaft oder die Zeit, in der das Baby keine Nacht durchschläft. Und es gibt Völker, da werden Frauen in diesem Lebensabschnitt als besonders weise betrachtet. Es ist, wie so oft im Leben, alles eine Frage der Einstellung. Je positiver, desto beruhigender.

Auch Männer kommen nicht einfach so davon …

Im Leben eines Mannes dreht sich vieles um Testosteron. Das Sexualhormon ist nicht nur für die Entwicklung der männlichen Geschlechtsorgane, die stärkere Körperbehaarung, eine tiefere Stimme, die spezifische Fettverteilung („Apfeltyp"), den männlichen Habitus sowie die Lust auf Sex und die Samenproduktion verantwortlich, sondern hat auch großen Einfluss auf den männlichen Schlaf. „Schwimmt" zu wenig davon im Blut herum, machen selbst die härtesten Kerle kaum ein Auge zu.

Wie aber kommt es zu so einem Hormonabfall? Dafür gibt es verschiedene Gründe. Ein ganz wichtiger ist beispielsweise Stress. Kein Wunder also, dass einer Studie zufolge gerade viel beschäftigte Manager unter Schlafstörungen leiden.

Weitere Auswirkungen des Testosteronmangels können Unruhe, innere Unzufriedenheit, Potenzstörungen und sexuelle Unlust sein.

Aber nicht nur Stress und ein Mangel an Testosteron führen bei Männern zu einer schlechteren Schlafqualität. Auch ein zu hoher Körperfettanteil macht ihnen diesbezüglich schnell zu schaffen: Denn ihr Körper neigt dazu, überflüssige Kalorien als Bauchfett zu speichern (viszerales Fett). Dadurch wird das Zwerchfell nach oben gedrückt und die Lunge hat weniger Platz. Sie kann sich dann beim Einatmen nicht so gut ausdehnen. Es entsteht ein „Notzustand": Der Rachen verengt sich. Das wiederum kann dazu führen, dass man(n) nachts vom eigenen Schnarchen geweckt wird oder, noch schlimmer, sogar unter Atemaussetzern leidet. Im Fall so einer Schlafapnoe sollte unbedingt ein Hals-Nasen-Ohren-Arzt aufgesucht werden, um mögliche Behandlungsmethoden zu besprechen. Denn sie kann ernste Folgen haben wie Bluthochdruck, Herzinfarkt und Schlaganfall.

TAG 4

Hören Sie auf, Schäfchen zu zählen

Was Sie damit erreichen? Sie lassen sich nicht mehr von einem Schlafmythos ins Bockshorn jagen.

Um das Thema Schlaf ranken sich zahlreiche Mythen. Ich stelle Ihnen heute die zehn größten vor und verrate, welche davon wirklich stimmen – nämlich keine einzige.

Die zehn größten Irrtümer

Es ist völlig normal, dass Sie bei andauernden Schlafstörungen nach jedem Strohhalm greifen, der Ihnen zu einer ruhigen Nacht verhelfen könnte. Allerdings gibt es eine Menge Irrtümer, die sich zwar seit Jahrzehnten halten, denen Sie aber trotzdem lieber nicht auf den Leim gehen sollten.

Notieren Sie auf der „Gedankenseite" am Ende der Woche (siehe Seite 66), welcher Mythos Ihr Leben beeinträchtigt hat – und wie sich dieser jetzt ändern könnte.

Schäfchen zählen hilft beim Einschlafen

Bei Kindern mag das funktionieren, bei Erwachsenen tut es das nicht. Schließlich ist diese Methode viel zu langweilig, um unsere Gedanken zu fesseln. Die Folge: Wir driften ab … Britische Forscher testeten die Methode im Rahmen einer Studie und fanden heraus, dass diejenigen Teilnehmer, die sie nutzten, erst viel später ein Auge zumachten. Dagegen schliefen dieselben Personen 20 Minuten früher ein, wenn sie sich statt der blökenden Tiere ein entspannendes Szenario vorstellten (etwa einen Strandausflug).

Ein Schlummertrunk ist das ideale Schlafmittel

Alkohol hat tatsächlich eine entspannende Wirkung und fördert somit das Einschlafen. Aber: Die Dosis macht's.

Zu viel Alkohol wirkt fast schon narkotisch. Sinkt der Promillelevel im Blut, wird man wach – auch mitten in der Nacht. Die Folge: Tiefschlaf- und Traumphasen geraten durcheinander. Regelmäßiger Alkoholkonsum führt außerdem auf Dauer zu einem leichteren Schlaf, bewirkt also genau das Gegenteil vom erhofften Ergebnis.

Jeder Mensch braucht acht Stunden Schlaf

Laut einer Forsa-Umfrage hat die Hälfte aller Deutschen das Gefühl, nicht genug zu schlafen. Doch was ist genug? Das perfekte Pensum ist von Mensch zu Mensch verschieden. Die einen kommen mit vier Stunden Schlaf pro Nacht zurecht, andere brauchen bis zu zehn. Sind Sie sich nicht sicher, wie es bei Ihnen aussieht, machen Sie einen Selbsttest: Lassen Sie Ihren Wecker zwei Wochen lang nach sieben Stunden Schlaf schellen. Machen Sie sich während dieser Zeit Notizen: Bin ich fit? Habe ich viel Energie? Lautet die Antwort Nein, wiederholen Sie den Test mit einer längeren Schlafzeit.

Der Schlaf vor Mitternacht ist der beste

Dieses Ammenmärchen macht richtig Stress. Stellen Sie sich mal vor, jeder Mensch müsste vor Mitternacht eingeschlafen sein. Das würden die Eulen unter uns überhaupt nicht hinbekommen. Ich selbst schlafe auch oft erst später ein. Was wirklich zählt, sind die ersten 90 Minuten nach dem Einschlafen, denn da startet die erste und erholsamste Tiefschlafphase. Um welche Uhrzeit wir sie erleben, spielt keine Rolle. Wichtig ist nur, dass sie bis 3 Uhr nachts erfolgt ist, weil danach die nächtliche Ausschüttung des Stresshormons Cortisol startet.

Schlaftabletten helfen immer

Diese Aussage würden Mediziner klar verneinen. Vor allem, wenn die Schlafschwierigkeiten durch seelische Probleme hervorgerufen werden. Viele Schlafstörungen lassen sich nämlich schon durch Änderungen des Schlafverhaltens in den Griff bekommen – ganz ohne ein verschreibungspflichtiges Medikament.

Jeder Mittagsschlaf stört die Nachruhe

Ein großer Irrglaube! Sie stören Ihren Schlafrhythmus nur, wenn Sie nach 15 Uhr und länger als 20 Minuten schlafen, denn dann geraten Sie in die Tiefschlafphase und erwachen eher benebelt als erfrischt. Grundsätzlich ist der Mittagsschlaf sehr gesund: Er kann die Lebensdauer verlängern, steigert die Konzentrationsfähigkeit und die Kreativität (siehe auch ab Seite 43).

Wer nachts wach wird, sollte auf jeden Fall liegen bleiben

Das gilt nur, solange Sie entspannt sind. Denn dann werden Sie irgendwann einfach wieder einschlafen. Erst wenn Sie länger als 30 Minuten wach liegen, immer nervöser werden und sich wütend von einer Seite auf die andere rollen, ist es besser aufzustehen. Anderenfalls verknüpft Ihr Unterbewusstsein den Zustand „genervt wach liegen" mit dem Bett. Dadurch wird das Schlafzimmer zum unangenehmen Ort. Aber Vorsicht: Wenn Sie nachts aufstehen, sollten Sie nichts Anregendes tun, also weder bügeln, TV schauen noch im Internet shoppen. Ihr Unterbewusstsein weckt Sie ansonsten regelmäßig mitten in der Nacht, weil es verinnerlicht hat, dass Sie um diese Zeit irgendwelche Dinge erledigen müssen. Besser: Tee trinken oder ein entspannendes Buch lesen.

Versäumten Schlaf kann man nicht nachholen

Kann man doch! Allerdings sollte man es so bald wie möglich tun. Schlafforscher fanden heraus, dass bei einem Defizit schon eine zusätzliche Stunde Schlaf einen positiven Effekt auf Körper und Psyche hat. Bleiben Sie zum Beispiel einfach am nächsten Wochenende länger liegen. Wenn Sie morgens aufwachen, machen Sie die Augen wieder zu und genießen es liegen zu bleiben. Keine Sorge: Sie werden deshalb abends nicht später müde. Es ist auch nicht unbedingt nötig, die versäumten Stunden eins zu eins nachzuholen. Denn bei Schlafentzug verkürzt sich automatisch die Einschlafphase, der Tiefschlaf verlängert sich.

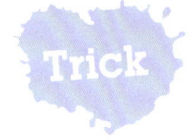

Richten Sie sich Ihren Gefühlsraum ein

Sie liegen nachts oft unruhig im Bett? Richten Sie in Gedanken einen Raum nach Ihrem Geschmack ein – mit üppigem Samtsofa, Gemälden oder schlichten Designermöbeln. In diesem Zimmer dürfen alle Gefühle Platz nehmen, um die Sie sich gerade nicht kümmern können und wollen.

Begrüßen Sie sie freundlich: „Hallo Aufgeregtheit! Danke, dass du mich auf etwas aufmerksam machen möchtest. Ich nehme mir später Zeit für dich. Mach's dir bis dahin gemütlich. Ich komme wieder auf dich zu." Je öfter Sie diesen Trick anwenden, desto gelassener werden Sie.

Nur im Dunkeln kann man richtig schlafen

Das Schlafhormon Melatonin wird nur im Dunkeln gebildet, von daher ist es sinnvoll, möglichst viele Lichtquellen im Schlafzimmer auszuschalten. Aber fehlende Rollläden oder das Licht des Weckers führen nicht zwingend dazu, dass man keinen Schlaf findet. Wie oft sind Sie zum Beispiel im Urlaub schon am Strand eingeschlafen? Sie können sich antrainieren, jederzeit zu schlafen. Trennen Sie sich von Glaubenssätzen, die Ihnen statt des ersehnten Schlafes noch mehr Sorgen bereiten.

Wer nachts aufwacht, hat eine Schlafstörung

Nicht unbedingt, denn jeder von uns wacht in der Nacht bis zu 28-mal auf – ein Erbe unserer Steinzeitvorfahren, die immer auf der Hut vor Feinden sein mussten. Allerdings können wir uns an Wachphasen von unter drei Minuten nicht erinnern. Erst wenn das Einschlafen, Durchschlafen oder Aufwachen mindestens drei- bis viermal pro Woche Probleme bereitet und das mindestens einen Monat lang, liegt ein Schlafproblem vor, über das Sie auch mit Ihrem Arzt sprechen sollten.

TAG 5

Stoppen Sie Ihre Anti-Schlaf-Programme

Was Sie dadurch erreichen? Sie geben Ihren Instinkten wieder eine Chance.

Haben Sie Ihren Körper unbewusst umprogrammiert? In diesem Kapitel erkläre ich Ihnen, wie Sie sich selbst durch ungesunde Rituale und vermeintliche „Hilfsmittel" wie Fernsehen, Internetsurfen und Co. um den Schlaf bringen.

Für Babys und Kleinkinder sind Einschlafrituale extrem wichtig: Die Eltern drücken ihnen ein Plüschtier in den Arm, lesen ihnen eine Gutenachtgeschichte vor oder singen ein Abendlied und lassen dann noch die Zimmertür einen Spalt weit offen, damit ein kleiner Lichtstrahl hineinscheint. Das alles soll für ein möglichst sanftes Einschlummern sorgen.

Es gibt auch Schlafverhinderungsrituale

Wäre es nicht schön, auch als Erwachsener so einer Einschlafhilfe zu fröhnen? Natürlich! Mit den Jahren gewöhnen wir uns aber leider häufig „Einschlafrituale" an, die alles andere als hilfreich sind: Beim einen gehört das Gläschen Wein fest zum Abendprogramm, beim anderen ein süßes Betthupferl und bei ganz vielen das Dauerflimmern des Fernsehers. Und ausgerechnet das ist ein ziemlich großes Problem.

Wenn Sie sich nämlich angewöhnt haben, regelmäßig vor dem laufenden Fernsehgerät einzuschlafen, haben Sie sich regelrecht darauf konditioniert. Der Reiz Fernsehen löst dann reflexartig die Reaktion „schlafen" aus. Und irgendwann gelingt dieses dann ohne TV gar nicht mehr.

Jetzt können Sie natürlich einwenden, dass Ihnen das egal ist. Hauptsache, Sie schlafen. Aber ganz so friedlich scheinen Ihre Nächte ja nicht zu verlaufen. Sonst würden Sie dieses Buch nicht lesen, richtig?

Gute Gründe, um abzuschalten

Die folgenden Probleme brocken Sie sich durchs Einschlafen vor dem Fernseher selbst ein:

- Sie brauchen (!) das Gerät, um sich von ihm in den Schlaf flimmern zu lassen – bis es irgendwann ohne gar nicht mehr klappt.
- Sie werden irgendwann nachts wach, weil der Fernseher noch immer läuft und irgendein Geräusch Sie geweckt hat. Statt sich einfach umzudrehen, müssen Sie erst mal nach der Fernbedienung suchen, um das Gerät auszuschalten. Dadurch stören Sie Ihren Schlafmodus.
- Wenn Sie vor dem Fernseher im Wohnzimmer eingeschlafen sind, müssen Sie nun aufstehen, um in Ihr Bett überzuwechseln und dort weiterzuschlafen. Damit verschlechtern Sie Ihre Schlafqualität erheblich.
- Sie bekommen zwar nicht mit, welche Programme im TV laufen, während Sie schlafen. Aber bedenken Sie: Ihr Unterbewusstsein nimmt trotzdem weiter alles auf. Das Fernsehprogramm kann Sie also eventuell durchaus negativ beeinflussen, ohne dass Sie es bewusst wahrgenommen haben.
- Sie schauen nicht vom Sofa, sondern von Ihrem Bett aus fern? Dafür ist es aber nicht da. Genauso wenig wie zum Beispiel zum Essen. Ihr Bett ist zum Schlafen da.
- Wenn Sie vom Bett aus in die Röhre gucken, muss Ihre Partnerin oder Ihr Partner leidgedrungen mitschauen. Sie bringen damit auch ihren oder seinen Schlafrhythmus durcheinander. Nicht gerade rücksichtsvoll …
- Ein weiterer Minuspunkt abendlichen TV-Konsums: Sie haben dadurch weniger Zeit, um mit Ihrer Partnerin oder Ihrem Partner eng aneinander gekuschelt zu liegen und einige Momente des Beisammenseins zu genießen.

Wie die Wecker-List meinem Klienten Peter half

Ein Klient von mir, nennen wir ihn Peter, berichtete, dass es für ihn ideal sei, wenn er abends pünktlich um 23 Uhr

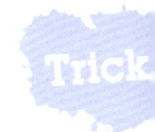

im Bett läge. Denn er müsse um 6 Uhr schon wieder aus den Federn und habe herausgefunden, dass es ihm die größte Erholung verschaffe, wenn er vor Mitternacht einschliefe.

Bis vor Kurzem schaffte er es jedoch nie, diese selbst gesetzte Deadline einzuhalten. Er machte es sich abends nach dem Sport nämlich meist mit einem Joghurt und einer Tasse Tee auf der Couch gemütlich und schlief dann auch gleich dort ein. Mitten in der Nacht wurde er wach, stolperte völlig fertig rüber in sein Bett – nur um dann dort stundenlang wach zu liegen.

Ich empfahl Peter zunächst, sich in Zukunft an den Tisch zu setzen, um Joghurt und Tee zu genießen. Dort ist die Gefahr des Einschlafens gering. Und ich sagte ihm, dass es völlig okay sei, danach fernzusehen. Aber nur, wenn er sich dafür noch wach genug fühle.

Ich trug ihm außerdem auf, seinen Handywecker auf 23 Uhr zu stellen. Dann solle er das Mobiltelefon so weit von sich weglegen, dass er auf jeden Fall aufstehen müsse, um den Wecker

Ein entspannter Plan B

Stellen Sie Ihren Wecker auf dem Nachttisch so hin, dass Sie die Anzeige oder das Ziffernblatt nicht sehen können. Warum? Damit Sie nicht sofort auf die Uhr schauen, wenn Sie nachts aufwachen. Denn sonst startet gleich wieder das Gedankenkarussell: „Oh Gott, es sind nur noch 90 Minuten bis zum Weckerklingeln und ich kann immer noch nicht schlafen." Das macht keine guten Gefühle, geschweige denn gute Gedanken. Also lassen Sie es lieber.

auszustellen, wenn er zu piepsen begänne. Und wenn er das getan habe, solle er schnell Zähne putzen und direkt ins Bett gehen.

Peter probierte es einige Abende lang aus. Und bei unserer nächsten Sitzung berichtete er mir, dass das neue Ritual wunderbar klappen würde. Er liegt jetzt kurz nach 23 Uhr im Bett und wacht am nächsten Morgen fit auf. Notieren Sie auf Seite 67 unter „Meine Gedanken", welches störende Ritual Sie sich angewöhnt haben.

Schrauben Sie Ihre Ansprüche runter!

Ich bin kürzlich aus dem Schlaf hochgeschreckt, weil ich in der Wohnung über uns ein ungewohntes Geräusch hörte. Mein Herz klopfte schneller als sonst und ich stand auf, um mich zu vergewissern, dass das Geräusch nicht aus unserer Wohnung kam. Es stellte sich heraus, dass alles in Ordnung war. Trotzdem konnte ich natürlich erst mal nicht wieder einschlafen.

Aber ich habe mich deswegen nicht verrückt gemacht, sondern war meinem innerlichen, von der Natur gegebenen Warnsystem dankbar, dass es so hervorragend funktioniert. Und dann wandte ich einen meiner Tricks an, um wieder einzuschlafen: die „Gedankenlücke" (siehe Seite 40). War ich am Morgen geräderter als sonst? Ein bisschen. Aber nach einer erfrischenden Dusche und einer Tasse Tee war ich wieder fit. Und am nächsten Abend bin ich dafür früher als sonst eingeschlafen.

Machen Sie sich frei von der Vorstellung, es gäbe eine hermetisch abgeriegelte Schlafwelt. Die existiert nicht. In der Stadt nervt vielleicht der laute Verkehr vor dem Haus, auf dem Land sind es jaulende Hunde. Sie dürfen sich wieder eine entspannte Haltung für die Geräusche um Sie herum aneignen und auf die Schritte in der Wohnung über Ihnen mit einem „Ah, mein Nachbar ist aufgestanden, das bedeutet, ich kann noch mindestens eine Stunde weiterschlafen" reagieren. Es liegt an Ihrer persönlichen Haltung, ob Umgebungsgeräusche Sie an einem geregelten Schlaf hindern oder nicht.

»Gut schläft, wer gar nicht merkt, dass er schlecht schläft.«
Publilius Syrus

TAG 6

Gehen Sie stressfrei ins Bett

Was Sie damit erreichen? Sie bekommen Ihr Körperchaos unter Kontrolle.

Ein Leben ganz ohne Stress, wäre das nicht herrlich? Jeden Tag völlig entspannt das Leben genießen und am Abend selig einschlafen? Paradiesische Zustände! Die leider für die wenigsten unter uns realisierbar sind. Ein immer höheres Arbeitspensum, Geldsorgen, Mobbing, Trennungen, Todesfälle – all das setzt Menschen unter Stress. Ich erkläre Ihnen daher heute, wie Sie Ihr Stressempfinden runterschrauben, um wieder besser schlafen zu können. Grundsätzlich hat Stress ja auch etwas Gutes. Schließlich bewirken die dabei ausgeschütteten Hormone, dass wir besonders aufmerksam und fokussiert sind. Allerdings ist es wichtig, dass die Stresshormone in einer darauffolgen-

den Entspannungsphase auch wieder abgebaut werden. Sonst schwimmen sie noch ewig im Blut herum und halten uns auf Trab.
Allerdings fällt die Phase, in der die Stresshormone abgebaut werden, heutzutage leider immer öfter aus. Fast immer muss schließlich nach dem Multitasking-Prinzip gleich das nächste Feuer gelöscht werden.

Die Schwarzseherin im Gehirn

In unserem Gehirn gibt es einen emotionalen Bereich: die Amygdala. Sie ist unter anderem für unsere Ängste verantwortlich.
Je gestresster und je müder wir sind, desto mehr negative Bewertungen gibt die Amygdala ab. Sie ruft ihre Informationen aus der Vergangenheit ab. Aufgrund negativer Erinnerungen entstehen in diesem Gehirnbereich dann innerhalb von Millisekunden negative Gedanken. Die Amygdala sorgt also dafür, dass wir bestimmte Situationen bedrohlicher wahrnehmen, als sie eigentlich sind.

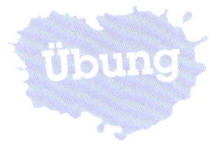

Ein bisschen Frieden …

Für diese Übung brauchen Sie nur die fünf Finger der rechten oder linken Hand und den Satz „Frieden beginnt in mir". Mehr nicht! Setzen oder legen Sie sich bequem hin und beginnen Sie, indem Ihr Daumen mit leichtem Druck die Zeigefingerkuppe derselben Hand berührt. Sagen Sie dabei laut oder leise das Wort „Frieden". Anschließend berühren Sie mit dem Daumen die Kuppe Ihres Mittelfingers und sagen dazu: „beginnt".

Danach sind der Ringfinger („in") und der kleine Finger („mir") dran – „Frieden beginnt in mir".
Falls Sie in der Öffentlichkeit nicht vor sich hin murmeln möchten, reicht es auch, wenn Sie die Worte in Gedanken aufsagen und Ihr Daumen dazu mit leichtem Druck nacheinander Ihre vier Finger berührt.

Machen Sie mit mir die siebenminütige Friedensübung.

Die Amygdala hält uns auch nachts wach. Mit Gedanken wie „Ich werde bestimmt kein Auge zumachen". Das Problem dabei ist nämlich: Die Amygdala lässt sich mit Beschwichtigungen wie „Ach, das wird schon, schlaf einfach ein" nicht beruhigen. Bei ihr funktionieren nur solche Methoden, die Geist und Körper gleichermaßen entspannen, wie zum Beispiel Yoga und Meditation.

Einen ersten Schritt machen Sie daher mit der Übung „Ein bisschen Frieden" (siehe Kasten). Sie dürfen sie so oft wiederholen, wie Sie wollen, und genauso wann Sie wollen – tagsüber, wenn der Stress mal wieder überhandnimmt oder abends, wenn Ihnen von all den Geschehnissen des Tages im Bett noch immer der Schädel brummt. Sie werden bald sehen, wie wundervoll sie wirkt.

Cortisol lässt uns vibrieren

War Ihr Arbeitstag wieder einmal hektisch? Erst haben Sie das Weckerklingeln überhört, dann ist beim Frühstück Marmelade aufs Hemd getropft, das Auto wollte nicht anspringen, das Rad hatte einen Platten, der Bus Verspätung … Wegen all dem sind Sie schon gestresst und viel zu spät ins Büro gekommen und dann jagte auch noch ein Termin den nächsten? Es blieb kaum Zeit, um mal durchzuschnaufen, und als Mittagessen musste ein belegtes Brötchen vom Bäcker reichen? Natürlich in aller Eile und nebenbei vor dem Computer verputzt? Wie sehr haben Sie sich nach diesem Tag auf die Nacht gefreut, um wenigstens dann zur Ruhe zu kommen, oder? Aber leider wurde daraus nichts … Sicher hat jeder von uns schon einmal erlebt, dass sich der ersehnte Schlaf gerade nach einem besonders anstrengenden Tag partout nicht einstellen will. Obwohl man ihn doch gerade da so nötig hätte.

Schuld daran ist das Stresshormon Cortisol, das an so einem Abend noch immer in großen Mengen in unseren Blutbahnen zirkuliert.
Normalerweise schüttet der Körper das Hormon nachts nach 3 Uhr aus, um uns langsam für den kommenden Tag auf Trab zu bringen. In extrem stressigen Situationen werden dann nochmals große Mengen Cortisol produziert, damit wir der Lage Herr werden können. Für einen gesunden Schlaf ist das kontraproduktiv: Baut der Körper das Stresshormon nämlich nicht vor dem Zubettgehen ab, bleibt der ersehnte Erholungsschlaf aus. Die Gedanken kreisen dann unaufhörlich, wir vibrieren förmlich und fühlen uns wie das berühmte Duracell-Häschen.
Doch wie lässt sich der Hormonspiegel wieder senken? Am besten gelingt das mit sanftem Ausdauersport oder aktiven Entspannungsübungen. Auch Vitamin D soll helfen – noch ein Grund, tagsüber Licht zu tanken.

Eins plus eins gleich drei!

Unser Körper setzt manchmal alle Matheregeln außer Kraft. Und so werden, wenn Dauerstress und anhaltender Schlafmangel zusammenkommen, aus zwei Problemen schnell drei: Bei Stress und Schlafmangel ist eine Gewichtszunahme vorprogrammiert, das hat eine Studie der University of Georgetown in Washington D. C. gezeigt. Denn in so einer Belastungssituation hält uns nicht nur der Überschuss des Stresshormons Cortisol wach. Zugleich wird dadurch die Produktion eines anderen wichtigen Hormons gehemmt: Leptin, ein natürlicher Appetitzügler, das der Körper normalerweise vermehrt im Schlaf ausschüttet.

Schon nach mehreren aufeinanderfolgenden kurzen Nächten baut der Körper erhöhte Blutzuckermengen deutlich langsamer ab. Dazu kommt, dass wir mehr kalorienreiche Lebensmittel essen, sobald wir einige Nächte weniger als fünf Stunden geschlafen haben. Denn der fehlende Schlaf führt zu einem Abfall der Körpertemperatur. Bestimmt haben Sie schon einmal festgestellt, dass Ihnen häufig kalt ist, wenn Sie zu wenig geschlafen haben. Dazu kommt: In stressigen Phasen greifen wir eher zu Fastfood, weil es schnell gehen muss. Wir lassen aus Zeitmangel das Mittagessen sausen und schlagen dafür abends so richtig zu. Dadurch hat der Magen natürlich mehr zu tun, als wenn wir abends nur noch leichte Kost zu uns nehmen. Das wiederum lässt uns schlechter schlafen … Deshalb ist es so wichtig, dass Sie am Abend Ihren Tagesstress herunterfahren und entspannt ins Bett gehen. Schaffen Sie einen bewussten Abstand zwischen Ihrem Arbeitstag und Ihrer Nachtruhe. Dabei können Übungen wie „Ein bisschen Frieden" helfen (siehe Seite 59). Dazu ein leichtes Abendessen am Tisch statt einer Futterorgie auf dem Sofa – und Sie tun sich in so vielen Bereichen etwas Gutes.

Was könnte Ihr persönlicher Relax-Puffer zwischen Alltagsstress und Nachtruhe sein? Wie können Sie für mehr Entspannung sorgen? Notieren Sie Ihre Ideen auf der „Gedankenseite" auf Seite 67.

TAG 7

Beachten Sie sieben goldene Regeln

Was Sie damit erreichen? Sie verbessern effizient Ihre Schlafhygiene.

Wer sich mit dem Thema Schlaf beschäftigt, stößt immer wieder auf ein Schlüsselwort: die Schlafhygiene. Ich erkläre Ihnen heute, was es damit auf sich hat (nämlich nicht das Waschen der Bettwäsche bei 60 Grad) und warum Sie „sauber schlafen", wenn Sie ein paar Regeln beachten.

Wie schlafen Sie?

Wenn wir an Hygiene denken, fällt uns gleich das Wort „Sauberkeit" ein. Und tatsächlich geht es auch an diesem Tag genau darum: Wie sauber, ordentlich und gesund sind Ihre eigenen Verhaltensweisen, wenn es ums

schlafen geht? Überlegen Sie doch bitte einmal:

- Wie gesund sind Ihre Gedanken, sobald Sie im Bett liegen?
- Wie aufgeräumt ist dann Ihre Gefühlswelt?
- Und wie sauber ist eigentlich Ihr Schlafzimmer?

Hygiene im Kopf und in Ihrer näheren Umgebung ist für ruhige Nächte sehr viel wichtiger, als Sie vielleicht denken. Deshalb verrate ich Ihnen hier die wichtigsten Punkte, die Sie in Betracht ziehen sollten. Halten Sie sich schon an alle? Oder lässt sich da und dort noch etwas verbessern?

Finden Sie Ihren optimalen Rhythmus

Wie ich schon erwähnte, ist es nicht für jeden notwendig, vor Mitternacht einzuschlafen. Viel wichtiger ist, dass Sie herausfinden, wann für Sie die optimale Einschlafzeit ist – vor allem in Bezug auf die Uhrzeit, zu der Sie aus familiären oder beruflichen Gründen am darauffolgenden Tag wieder aufstehen müssen.

Sobald Sie wissen, wie viele Stunden Schlaf für Sie optimal sind, ist auch klar, wann Sie zu Bett gehen sollten, damit Sie auf diese Schlafdauer kommen. Das Schlafprotokoll ab Seite 26 kann Ihnen dabei helfen, Ihr Ruhebedürfnis zu analysieren.

Verwandeln Sie das Bett nicht in eine Grübel-Hölle

Haben Sie sich angewöhnt, auch dann schon ins Bett zu steigen, wenn Sie noch gar nicht müde genug sind, um einzuschlafen? Das ist im Prinzip nicht schlimm, wenn Sie dann zum Beispiel zu einer entspannenden Lektüre greifen. Was aber gar nicht geht: stundenlang herumzuliegen und über Gott und die Welt nachzudenken. Unterschätzen Sie nicht, wie schnell sich Ihr Unterbewusstsein daran gewöhnt, Ihr Bett als Ort zum Grübeln anzusehen statt als Schlafoase. Behalten Sie immer im Hinterkopf: Ihr Bett sollte vor allem dazu dienen, um darin zu schlafen. Oder noch ein bisschen Spaß mit der Partnerin oder dem Partner zu haben. Auch das entspannt ungemein …

Legen Sie sich ein persönliches Einschlafritual zu

Kinder werden mit Ritualen auf das Zubettgehen vorbereitet. Was könnte Ihnen dabei helfen, besser ins Reich der Träume zu finden? Vielleicht ein Mantra oder eine Affirmation, die Sie mehrfach wiederholen (zum Beispiel eine wie die auf den Kärtchen am Ende dieses Buches)? Ein kurzer Spaziergang an der frischen Luft? Oder eine duftende Tasse Tee auf dem Nachttisch? Übertreiben Sie es nicht. Sie sollten sich nicht angewöhnen, jeden Tag zwei Stunden vor der geplanten Bettruhe rituelle Maßnahmen abzuhalten. Schon kleine Veränderungen können eine große Wirkung haben.

Verbannen Sie Hektikmacher

Gehören Sie zu den Menschen, die abends im Bett noch geschäftliche Unterlagen wälzen? Die vom Bett aus Playstation spielen? Falls ja, muss ich jetzt leider rigoros werden: Diese Verhaltensweisen sollten Sie alle ersatzlos streichen! Natürlich können Sie argumentieren, dass es auch Menschen gibt, bei denen ein Fernseher im Schlafzimmer steht und die trotzdem keinerlei Schlafprobleme haben. Aber bei Ihnen scheint es ja anders auszusehen. Daher wäre es günstig, wenn in Ihrem Schlafzimmer eine ruhige und friedvolle Atmosphäre herrscht.

Eliminieren Sie LED-Licht

Handy, Tablet und Co. gehören mittlerweile zu unserem Leben wie Zahnbürste oder Socken. Und viele Menschen nehmen die Elektrogeräte sogar mit ins oder zumindest ans Bett. Aber Achtung: Das blaue Licht, das sie ausstrahlen, hält das Gehirn wach und reduziert die Produktion des Schlafhormons Melatonin. Es gibt zwar Apps, die das blaue Licht herausfiltern. Grundsätzlich aber sollten Sie besser über eine Sperrzeit und eine Sperrzone (das Schlafzimmer?) nachdenken.

Gönnen Sie sich ein schlafförderndes Abendessen

Schwere Mahlzeiten machen guten Schlaf quasi unmöglich. Hier ein paar Tipps, auf welche Lebensmittel Sie abends bevorzugt setzen sollten – und auf welche eher nicht. Die Guten:

- **Warme Milch:** Ein klassischer Schlummerdrink, weil das darin enthaltene Kalzium eine beruhigende Wirkung auf den Körper hat. Der Mineralstoff begünstigt die Erschlaffung der Muskulatur und wirkt nervlicher Anspannung entgegen.
- **Mandeln und Zimt:** Fügen Sie Ihrer Milch noch etwas Mandelmus und/oder gemahlenen Zimt hinzu, das fördert die Produktion des Schlafhormons Melatonin.
- **Tee:** Am besten bewährt hat sich eine Kräutermischung mit Melisse, Baldrian, Hopfen, Lavendel, Passionsblume und Johanniskraut – die können Sie sich in der Apotheke mischen lassen. Diese Heilpflanzen wirken beruhigend, stimmungsaufhellend und stabilisieren die Nerven.
- **Bananen, Cashewnüsse und Sonnenblumenkerne:** Das in ihnen enthaltene Tryptophan erhöht den körpereigenen Serotoninspiegel. Dieses Hormon wirkt stimmungsaufhellend und spannungslösend.

Und hier die Lebensmittel, von denn Sie abends lieber die Finger lassen, wenn Sie gut schlafen möchten:

- **Fett und Zucker:** Beide lähmen die Verdauung. Ein hoher Blutzucker-spiegel gibt Ihrem Organismus zu-dem das Signal, den Stoffwechsel anzukurbeln. Um die bereitgestellte Energie zu verarbeiten, wird sie ent-weder gespeichert, verbrannt oder in Bewegung umgesetzt. Wollen Sie schlafen, ist das kontraproduktiv.
- **Koffein und Nikotin:** Diese Ge-nussmittel erhöhen Blutdruck und Puls und steigern die Aktivität. Ver-zichten Sie daher lieber schon ab dem Nachmittag auf Kaffee, Cola, schwarzen Tee und Zigaretten.
- **Alkohol:** Ab und zu ein Gläschen Rotwein am Abend ist okay, denn die darin enthaltenden Tannine, Phe-nole und Farbstoffe wirken tatsäch-lich entspannend. Aber mehr als ein Glas sollte es auch wieder nicht sein, sonst geraten Tiefschlaf- und Traum-phasen durcheinander.
- **Zitrusfrüchte:** Die Fruchtsäure in Orangen, Mandarinen, Grapefruits

und Co. stimuliert den Kreislauf – ebenfalls eher schlafmindernd als -fördernd.

Streichen Sie nächtliche Trips zum Kühlschrank

Nicht wenige Menschen gewöhnen sich an, nachts zum Kühlschrank zu tigern, wenn sie nicht schlafen kön-nen. Damit bauen Sie sich selbst eine böse Falle: Denn wenn sie nach einem kleinen Snack tatsächlich wieder ein-schlafen, speichert ihr Unterbewusst-sein das als Erfolgserlebnis ab. Es merkt sich: Schokolade oder Käse (als Beispiel) lassen mich schlafen – und verlangt daher immer öfter mitten in der Nacht nach etwas Süßem (oder Salzigem). Wobei das natürlich Unsinn ist: Mitternachtssnacks tragen auf kei-nen Fall zu einem besseren Schlaf bei.

> »Niemand kann den Morgen erreichen, ohne den Weg der Nacht zu durchschreiten.«
> **Khalil Gibran**

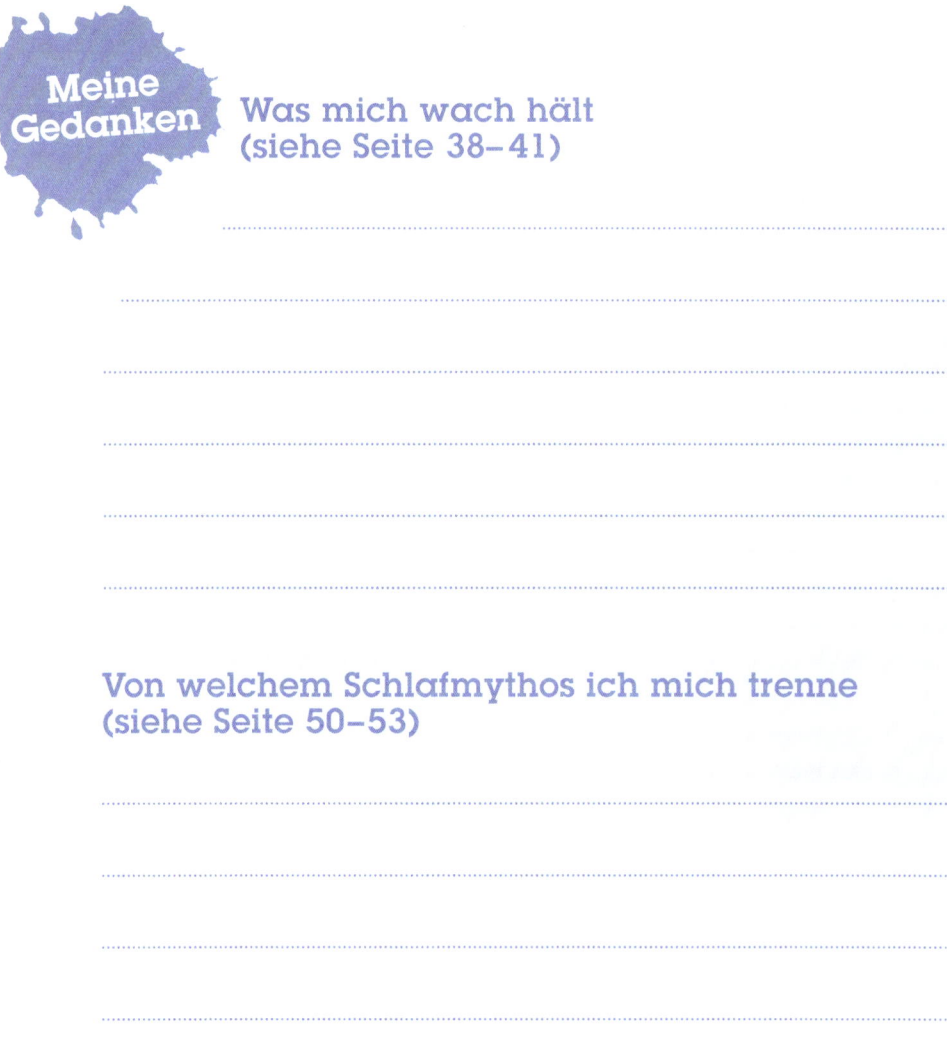

Meine Gedanken

Was mich wach hält
(siehe Seite 38–41)

....

....

....

....

....

Von welchem Schlafmythos ich mich trenne
(siehe Seite 50–53)

....

....

....

....

Ein Anti-Schlaf-Ritual, das bei mir abläuft
(siehe Seite 54–57)

....

....

....

....

....

Meine möglichen Relax-Puffer
(siehe Seite 61)

....

....

....

....

....

FAZIT

Ihre erste Woche im Überblick

Sie haben gelernt,

- was Ihnen bei Ihrem größten Problem helfen kann,
- wie unterschiedlich Eulen und Lerchen schlafen,
- was Frauen und Männer in punkto Schlaf unterscheidet,
- welche Schlafmythen Humbug sind,
- dass wir uns oft unbewusst umprogrammieren,
- warum Stress und Schlafmangel eine gefährliche Kombi sind,
- wie Sie Ihre Schlafhygiene optimieren können.

In der zurückliegenden Woche haben Sie Ihr Schlafverhalten näher beleuchtet – vor allem unscheinbare Prozesse, die Sie sich im Laufe der Zeit unbewusst angeeignet haben. Wer nachts mal ein Stück Weingummi isst, denkt schließlich nicht daran, was er damit alles auslösen kann …

Ich hoffe, ich konnte Ihnen deutlich machen, wie wichtig es ist, das eigene Verhalten unter die Lupe zu nehmen. Denn viele schlafstörenden Verhaltensweisen haben wir uns selbst anerzogen. Aber das Gute ist, dass Sie sich alles wieder abgewöhnen können. Der Mensch ist ein Gewohnheitstier. Daher werden auch neue Abläufe nach und nach wieder zur Routine.

Guter Schlaf ist oft eine Kopfsache. Darum ist es so wichtig, diesen ab und zu abzuschalten – und damit auch die Angewohnheit, direkt über Gefühle oder Körperempfindungen zu urteilen, die in der Einschlafphase auftauchen (mehr dazu in der nächsten Woche). Es fällt Ihnen dann auch leichter, am Morgen aufzustehen – und zwar unabhängig davon, wie die Nacht war. Sie sehen Gefühle und Körperempfindungen als das, was sie sind – nicht mehr und nicht weniger. Dadurch können Sie sich besser distanzieren. Und müssen nicht gleich darüber klagen, wie schlecht Sie geschlafen haben.

Meine Woche

Nutzen Sie Ihre bisherigen Notizen dazu, um Ihr persönliches Fazit für die erste Woche zu ziehen. Ich habe Ihnen hier vier Fragen aufgeschrieben, die Sie für sich beantworten können, wenn Sie möchten.

• Was hat mir diese Woche bewusst gemacht?

....

....

• Welche Übung oder welcher Trick hat mir schon weitergeholfen?

....

....

• Sind durch die Wiederholung meines optimalen Schlafsatzes bereits Veränderungen eingetreten? Und wenn ja, welche?

....

....

• Was ist an mir typisch Lerche oder Eule? Und was kann ich im Alltag ändern, um meine genetische Anlage zu unterstützen?

....

....

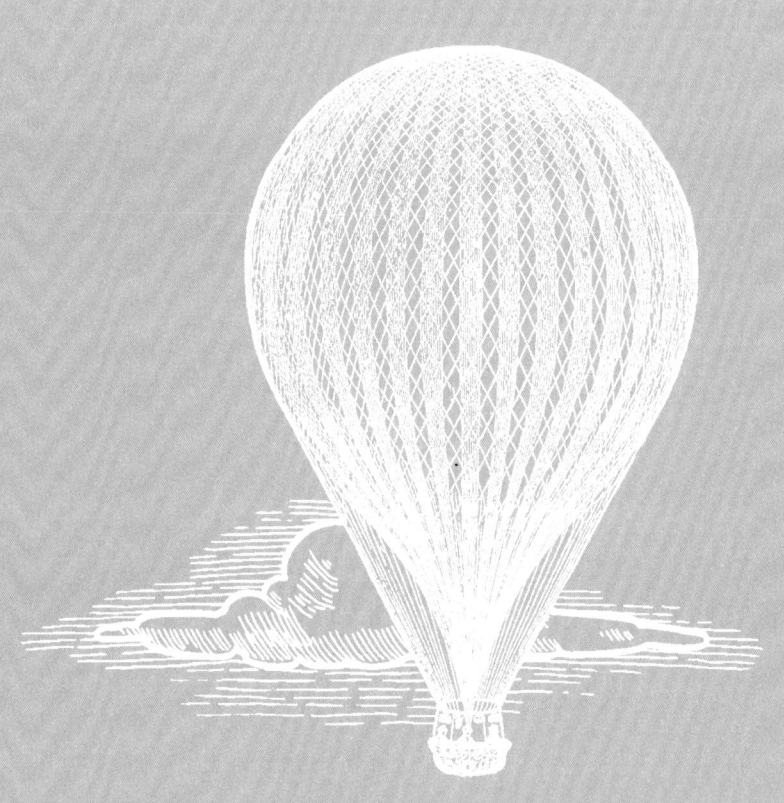

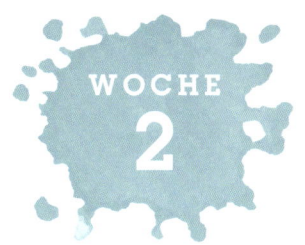

GESTALTEN SIE EINEN NEUEN PLAN FÜR IHRE NÄCHTE

In der zweiten Woche werfen wir einen Blick auf die scheinbar endlosen Gedankenströme, die so oft eine geruhsame Nacht verhindern. Wie gelingt es, dass Ihre Grübeleien Sie nicht mehr am Einschlafen hindern oder aus dem Tiefschlaf wecken? Es gibt Tricks, mit denen Sie mehr Ordnung in Ihren Kopf bringen – und damit auch in Ihre Nächte.

TAG 1

Lassen Sie Ängste und Ärger los

Was Sie damit erreichen? Sie schalten zwei der größten Nachtvermieser aus.

Heute unterstütze ich Sie beim Aufspüren Ihrer persönlichen Schlafstörer und bringe Ihnen einen Trick bei, der Ihnen gerade nachts mehr Gelassenheit und innere Ruhe schenkt.

Stellen Sie sich vor, Sie bekämen eines Tages Besuch von einem friedlichen Außerirdischen, der Ihnen Löcher in den Bauch fragt: Er will haarklein wissen, wie Ihr Alltag auf der Erde aussieht und was Sie alles tun müssen, um zu überleben.

Essen, trinken, arbeiten: Das alles können Sie bestimmt schnell und einfach erklären. Aber wie schaut's mit dem Schlaf aus? Wie würden Sie ihm diesen Vorgang genau beschreiben? Wie funktioniert er? Und woher wissen Sie überhaupt, dass Sie wirklich schlafen? Schließlich bekommen Sie das ja gar nicht bewusst mit.

Loslassen vom Festhalten

Jeder Mensch besitzt ein Bewusstsein und ein Unterbewusstsein. Das Bewusstsein ist derjenige Teil der Psyche, der sich um die äußeren Umstände kümmert, die zum Schlaf gehören: ins Bad gehen, Zähne putzen, Pyjama oder Nachthemd anziehen, Licht ausmachen …

Wenn wir dann schlafen, übernimmt das Unterbewusstsein das Regiment. Während unser Verstand über Nacht abschaltet, kümmert es sich um alle wichtigen Körperfunktionen wie Herzschlag und Atem. Obwohl der Mensch normalerweise am liebsten alles unter Kontrolle hat, gibt er sie in diesem Moment ab. Und das aus gutem

> »Schlaf ist für den Menschen, was das Aufziehen für die Uhr.«
> **Arthur Schopenhauer**

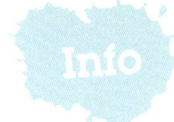

Angst fressen Nachtruhe auf

„Der Schlaf ist der kleine Bruder des Todes", schrieb der Dichter Homer. Und in der griechischen Mythologie ist Hypnos, der Gott des Schlafes, tatsächlich der Zwillingsbruder von Thanatos, dem Gott des sanften Todes. Es gibt bis heute Menschen, die sich vorm Einschlafen fürchten, das nennt man „Hypnophobie" („hypnos" ist griechisch und bedeutet „Schlaf"). Die Betroffenen denken, dass ihnen im Schlaf etwas Schlimmes zustoßen könnte oder sie vielleicht gar nicht mehr aufwachen. Der Schauspieler Robert Stadlober verriet einmal in einem Interview, dass er bis Mitte 20 seinen Wecker nachts alle drei Stunden klingeln ließ, um sicherzugehen, dass er noch am Leben war.

Wer unter Hypnophobie leidet, kann sich davon meist nur im Rahmen einer Verhaltenstherapie befreien.

Grund: Der mehrstündige Schlaf ist eine wichtige Regenerierungsphase, die jeder von uns braucht.

Loslassen ist dabei ein äußerst wichtiger Faktor. Sie dürfen lernen, sich wieder buchstäblich in den Schlaf fallen zu lassen. Völlig frei zu sein von der Furcht, etwas zu verpassen, etwas vergessen zu haben oder nicht produktiv genug zu sein. Für solche Gedanken ist tagsüber genug Zeit. Jetzt dürfen Sie zur Ruhe kommen.

Wo liegen Ihre Störfaktoren?

Vielleicht gibt es auch bei Ihnen mentale Schlafverhinderer. Nutzen Sie diesen und die folgenden 13 Tage dazu, Ihren bisherigen Lebensstil gründlich zu hinterfragen. Nehmen Sie sich Zeit, um sich ein genaues Bild Ihrer aktuellen Lebensumstände zu machen:

• Gibt es akute berufliche, familiäre oder anderweitige Konflikte, die Sie daran hindern, entspannt einschlafen zu können?

- Sind da irgendwelche verdrängten Gefühle, die Sie frühmorgens wecken und das Weiterschlafen unmöglich machen?

Manchmal ist es notwendig, ein vergangenes Erlebnis noch einmal aufzuarbeiten und ein für alle Mal abzuhaken. Denn tut man das nicht, ergeht es einem vermutlich schnell wie einem meiner Klienten: Er hatte seinen Job verloren und wurde danach verständlicherweise von seinen Sorgen wach gehalten. Die ganze Nacht kreisten die schlechten Gedanken in seinem Kopf herum: Wie soll ich meine Familie jetzt ernähren? Wie soll ich nur weiter das Haus abzahlen?

Zum Glück fand der Mann wenige Monate später eine neue, gut bezahlte Stelle. Leider blieben ihm die Schlafprobleme aber weiterhin erhalten. Warum? Weil ihn tief im Inneren die Angst quälte, er könne auch diesen Posten wieder verlieren. Jedes Mal, wenn er nicht schlafen konnte, stand er auf und schaute fern. Sein Körper war schon darauf programmiert, er konnte gar nicht mehr anders.

Geht es Ihnen vielleicht sogar schon wie meinem Klienten? Gibt es wiederkehrende Gefühle oder Gedanken, die Sie wach halten? Dann notieren Sie sie am besten gleich auf der „Gedankenseite" (siehe Seite 100).

Lassen Sie sich nicht aus der (Nacht-)Ruhe bringen

Wie lautet das Geheimrezept derjenigen Menschen, die sich hinlegen und sofort einschlafen? Ich gebe Ihnen gern die Antwort auf diese mysteriöse Frage: Sie tun einfach nichts. Sie verschwenden keinen einzigen Gedanken daran, ob sie wohl schlafen können oder nicht. Sie machen die Augen zu und lassen los. Was genau? Alle Gedanken, Gefühle und störende Körperempfindungen. Sie fangen nicht an zu grübeln, sobald sie sich unter die Bettdecke kuscheln. Sie konzentrieren sich nicht auf ein Bauchgrummeln, nicht auf ein mal zuckendes Bein oder ein Pochen in der Schläfe. Und erst recht deuten sie diese ganz normalen Vorgänge nicht als schlechtes Zeichen oder Schlafhindernis.

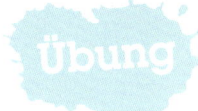
Eine kleine Körperwanderung

Der „Bodyscan" ist eine tolle Entspannungstechnik, um Ihnen das Einschlafen zu erleichtern. Schließen Sie die Augen, holen Sie tief Luft und lassen Sie Ihren Atem dann doppelt so lang wieder ausströmen. Führen Sie anschließend folgende Schritte je etwa 30 Sekunden lang durch:

- Fokussieren Sie sich zunächst auf Ihren ganzen Körper. Seien Sie ganz im Hier und Jetzt. Atmen Sie ruhig und gleichmäßig weiter.
- Richten Sie Ihre Aufmerksamkeit nun auf Ihre Füße. Lassen Sie Ihren Atem bewusst in sie hineinströmen. Nehmen Sie sie wahr.
- Nun sind die Beine dran.
- Schicken Sie Ihren Atem danach in den gesamten Oberkörper. Lassen Sie ihn durch Bauch, Brust, Arme und Hände strömen.
- Schenken Sie anschließend dem Rücken Ihre ganze Aufmerksamkeit – vom Becken bis zum Nacken.
- Und dann Ihrem Kopf.
- Zum Abschluss lassen Sie Ihren Atem noch einmal frei durch den ganzen Körper strömen.

Sie wollen den Bodyscan nicht allein durchführen? Lassen Sie sich von mir zwölf Minuten lang anleiten.

Falls genau das aber Abend für Abend in Ihrem Kopf passiert, empfehle ich Ihnen eine kleine Körperwanderung (siehe Kasten). Sie unterstützt Sie dabei, körperliche Befindlichkeiten anzunehmen, ohne sich in sie hineinzusteigern. Sie spüren Ihren Körper während der Übung zwar ganz bewusst und vielleicht bemerken Sie auch den Wunsch, innerlich alles zu kommentieren. Tun Sie es nicht! Geben Sie sich selbst die Gelegenheit, darauf zu verzichten. Sie haben jetzt Feierabend – und Ihr Kopf auch.

TAG 2

Nehmen Sie Ihren Gefühlen die Zügel aus der Hand

Was Sie dadurch erreichen? Sie lösen (Schlaf-)Probleme effizient – und tagsüber.

Wenn abends im Bett das Kopfkino startet, wird aus einzelnen kurzen Szenen schnell ein ganzer Horrorstreifen. Wir steigern uns in Dinge hinein, die bei Tageslicht betrachtet gar nicht so schlimm erscheinen. Ein Verhalten, das genauso zu Schlafproblemen führt: Es geht uns schlecht, aber wir versuchen vehement, die Gründe dafür zu verdrängen. Ich kann Ihnen versichern, dass das garantiert nicht klappen wird.

Ich will Ihnen heute veranschaulichen, warum uns unsere Gefühle gerade nachts um den Schlaf bringen – und was Sie tun können, um diesen Vorgang zu stoppen.

Manche Menschen hassen ihr Bett, weil es zum Sinnbild für ihre Schlafprobleme geworden ist. Dabei ist nicht das Bett schuld daran, dass sie nicht schlafen können. Verantwortlich dafür ist das, was jede Nacht im Kopf seines Besitzers vor sich geht – und leider oft nicht genug Beachtung erhält.

Machen Sie sich deutlich: Ein Gefühl hat immer eine Signalwirkung. Wie der Name sagt: Es ist zum Fühlen da. Es will Ihnen etwas sagen. Wenn Sie es ignorieren, meldet es sich wieder. Wenn's sein muss, jede Nacht.

Elenas Streit raubte ihr monatelang den Schlaf

So wie bei einer Klientin von mir, nennen wir sie Elena, die kaum eine Nacht in Ruhe durchschlief. Es dauerte, bis wir auf den Kern des Problems stießen: Elena hatte sich mit ihrer vermeintlich besten Freundin gestritten. Es waren dermaßen die Fetzen geflogen, dass die Freundin sie geschubst hatte.

Elena: Das war für mich ein ganz schreckliches Erlebnis.

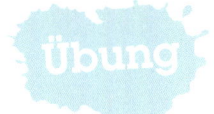

Fühlen Sie Ihren Gefühlen auf den Zahn

Stellen Sie sich bei einem unangenehmen Gefühl zunächst folgende Frage: Ist das eine vorübergehende Sache oder etwas, das mein Befinden auf Dauer beeinträchtigt?
Grenzen Sie das Gefühl anschließend näher ein: Wo sitzt es? Bewegt es sich oder verhält es sich ruhig? Ist es warm oder kalt? Hat es vielleicht eine Farbe? Können Sie es einer bestimmten Situation oder einer Person zuordnen?
Was das bewirkt? Wenn Sie ein Gefühl wirklich benennen können, nehmen Sie ihm den Schrecken. Denn Sie erkennen, was Sie konkret dagegen tun können. Gibt es ein Gefühl, das Sie dauerhaft belastet? Wenn ja, halten Sie es doch gleich auf der Gedankenseite fest (siehe Seite 100).

Ich: Und was hast du dann getan?
Elena: Nichts. Ich habe den Vorfall seitdem nicht mehr thematisiert. Auch aus Angst, die Freundin zu verlieren.
(Aber der Hammer kam erst noch.)
Ich: Wann war das denn?
Elena: Ach, das ist auch schon wieder vier Monate her.
Ich: Und du erzählst es mir erst jetzt?
Elena rückte erst jetzt damit heraus, weil sie versucht hatte zu ignorieren, wie sehr dieser Streit sie verletzt hatte. Was blieb, war ein ständiges Gefühl der Traurigkeit, das sie nachts wach hielt. Gemeinsam brachten wir die Gründe für die Traurigkeit ans Licht. Ich stellte Elena verschiedene Fragen, unter anderem diese:

• Wie ging es dir nach dem Schubser?
• Wie hätte sich deine Freundin danach verhalten sollen?
• Was bedeutet für dich Respekt?

Bei dem Gespräch kam heraus, dass Elena sich das rücksichtslose Verhalten ihrer Freundin schon viel zu lange hatte gefallen lassen. „Ich will das

nicht mehr", sagte sie. „Toll, dass ich mir das bewusst gemacht habe."
Auch wenn es Elena wehtat: Sie beendete die Freundschaft – und konnte danach wieder in Ruhe schlafen.

Ziehen Sie schon tagsüber die Notbremse

Viele Menschen haben Schlafprobleme, weil sie erst im Bett dazu kommen, ihre Emotionen wahrzunehmen. Tagsüber werden sie zur Seite geschoben, oft weil die Arbeit oder etwas anderes wichtiger erscheint als man selbst. Aber Gefühle abzublocken, kann richtig viel Energie kosten. Daher sind auch so viele Menschen dauererschöpft. Der fehlende Schlaf lässt den Energievorrat schrumpfen.
Damit nachts nicht der Gefühlssturm über Sie hereinbricht, ist es wichtig, dass Sie sich schon tagsüber mit Ihren Emotionen auseinandersetzen. Aber wie geht das?
Eine Möglichkeit ist, die Gefühle einfach mal nur zu beschreiben, ohne sie zu bewerten. Ich weiß, dass das am Anfang nicht ganz einfach ist, weil wir immer sehr schnell ein Urteil zur Hand haben. Aber wer alles und jeden bewertet, tut sich damit auf Dauer keinen Gefallen.

Ein Erfahrungsbericht aus meiner Praxis

„Ich kam zu Frau Fleckenstein, weil ich keinen anderen Ausweg mehr sah. Jede Nacht dasselbe: Ich wurde gegen 3 oder 4 Uhr wach, weil ich zur Toilette musste. Danach lag ich stundenlang wach. Das wiederum führte dazu, dass ich tagsüber hundemüde war. Ich schlief sogar mal in einem Meeting vor Kollegen ein – wie peinlich! Ich versuchte tausend Hausmittel und Tricks, aber nichts half. Eines Nachts lag ich da und spürte ein unangenehmes Gefühl in der Bauchgegend. In der nächsten Nacht kehrte es wieder und von da an fixierte ich mich regelrecht darauf. Irgendwann war ich besessen von dem Gedanken, dass dort ein Magengeschwür heranwächst. Mein Arzt konnte aber nichts finden."
Petra, 38
PR-Beraterin aus Rosenheim

Die Lösung für Petras ominöse Schmerzen

Es wäre für Petra besser gewesen, wenn sie das ungute Gefühl einfach als solches anerkannt hätte. Mehr nicht. Denn ob es sich wirklich um ein heranwachsendes Magengeschwür handelte oder nicht, ließ sich mitten in der Nacht definitiv nicht herausfinden. Was aber geschah: Ihr negatives Urteil über das Gefühl verschlimmerte ihren Zustand zusehends. Verstehen Sie mich bitte nicht falsch: Ich möchte niemanden dazu auffordern, Schmerzen zu ignorieren oder als Banalität abzutun. Ich möchte Sie nur wieder dafür sensibilisieren, Ihre Gefühle achtsam wahrzunehmen und sich nicht von ihnen verunsichern zu lassen. Während meiner Treffen mit Petra analysierten wir immer wieder ihre ominösen Schmerzen. Und kamen schließlich darauf, dass es gar keinen organischen Auslöser für sie gab, sondern einen emotionalen – und zwar einen Konflikt mit ihrem Freund, von dem sie sich mit dem imaginären Magengeschwür ablenkte.

> »Wenn man schlafen geht, sollte man die Sorgen in die Schuhe stecken.«
> **Schwedisches Sprichwort**

Keine Angst vor großen Gefühlen

Es kann sein, dass ein Gefühl immer größer wird, wenn Sie sich dazu entscheiden, es genauer zu betrachten. Das sollte Sie aber nicht beunruhigen. Es nimmt sich dann einfach nur endlich den Platz, den es braucht.

Trauen Sie sich, Ihre Gefühle nicht weiter in Ihrem Körper gefangen zu halten. So erfahren Sie endlich, was Sie seit Längerem wach hält und nicht mehr schlafen lässt. Und Sie können endlich wirkungsvoll gegen dieses Problem angehen.

Sie können natürlich auch davonlaufen. Aber ich versichere Ihnen: Ihre Gefühle werden Ihnen dicht auf den Fersen bleiben. Manche Menschen versuchen auch, sie in Alkohol zu ertränken. Allerdings sind Gefühle ausgezeichnete Schwimmer.

TAG 3

Halten Sie Ihr Gedanken-karussell an

Was Sie damit erreichen? Sie werden vom Grübler zum neutralen Beobachter.

Es ist nicht leicht, Gefühle und die dazugehörigen Gedanken zu kontrollieren oder sie dem Schlaf zuliebe vorübergehend auf lautlos zu stellen. Aber mit ein bisschen Übung wird es Ihnen gelingen. Heute gebe ich Ihnen weitere Techniken dafür an die Hand. Ich lebte früher in Hamburg, ging oft aus und hatte tolle Freunde. Die Beziehung zu meinem Schlaf war dagegen weniger innig: Nachts wälzte ich mich mit Kopfschmerzen ruhelos herum, wachte morgens viel zu früh auf, nickte dann doch noch mal ein und hatte beim Weckerklingeln das Gefühl, jemand hätte mir einen mit der Eisenstange übergebraten.

Nach einiger Zeit besprach ich das Ganze mit meinem Hausarzt. Er sagte schließlich zu mir: „Frau Fleckenstein, Sie denken zu viel." Oha, war meine erste Reaktion, man kann also zu viel denken? Und das ist dann auch noch schlecht? Ich war bis dahin immer fest davon überzeugt gewesen, es sei eher schlecht, zu wenig zu denken … Heute bin ich schlauer.

Auch schöne Gedanken können wach halten

Es sind nicht nur sorgenvolle Gedanken, die uns daran hindern können, ein- oder durchzuschlafen. Auch freudige Ereignisse können dazu führen, dass wir länger und intensiver als notwendig über sie nachdenken.
Ich habe zum Beispiel einmal von einer Tänzerin gelesen, die nach ihren Auftritten noch derart mit Adrenalin vollgepumpt ist, dass sie sehr lange braucht, um einschlafen zu können. Dazu lässt sie dann oft noch die Vorstellung mehrmals in ihrem Kopf Revue passieren, um selbst den kleinsten Fehler aufzudecken.

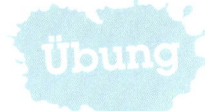

Eine innere Verwandlung

Diese Übung können Sie wunderbar abends zum Einschlafen anwenden. Sie eignet sich aber natürlich auch genauso gut tagsüber, wenn sich Ihre Gedanken mal wieder zu überschlagen scheinen, obwohl Sie Ruhe vor ihnen haben wollen.

- Schließen Sie Ihre Augen und lassen Sie für einige Minuten alle Bilder und Gedanken, die vor Ihrem inneren Auge auftauchen, kommen und gehen – frei von jeder Beurteilung. Nehmen Sie alles einfach nur wahr.

- Vielleicht merken Sie, wie sich Ihr Kopf dagegen wehrt, dass Sie mit einem Mal etwas wahrnehmen, ohne sich gleich wieder Gedanken darüber zu machen. Das ist vollkommen normal. Denn für Ihren Verstand ist es erst einmal neu, dass Sie das ganz bewusst tun. Wie oft hat sich Ihr Gedankenstrom bis-

her schon ohne ein Aufbegehren Ihrerseits verselbstständigt? Bleiben Sie also dabei und seien Sie Zeuge Ihrer Gedanken. Beobachten Sie den Denker in sich.

- Lassen Sie sich nicht überlisten: Ihr Gehirn schickt Ihnen manchmal auch positive Gedanken, in der Hoffnung, dass Sie wenigstens diese innerlich kommentieren – weil Sie es als gutes Zeichen werten. Lassen Sie es sein! Nehmen Sie weiterhin alles nur wahr. Beurteilen Sie nicht.

Übrigens: Es ist normal, wenn Ihnen das reine Beobachten nicht bereits beim ersten Mal problemlos gelingt. Je öfter Sie es jedoch üben, desto leichter wird es.

Ich helfe Ihnen acht Minuten lang, vom Denker zum Beobachter zu werden.

Lassen Sie sich nicht zum Diener degradieren

In meinen Meditationsseminaren höre ich von den Teilnehmern zu Beginn sehr oft, dass sie sich von den Tagen mit mir eine Gedankenleere oder einen kompletten Gedankenstopp erhoffen. Ich zeige ihnen dann im Laufe des Seminars anhand der verschiedenen Meditationsübungen, dass es darum gar nicht geht. Wir können unsere Gedanken nämlich nicht mit einer gewaltsamen Vollbremsung zum Anhalten zwingen. Wir müssen sie dazu bringen, das selbst zu tun. Und das geschieht erst in dem Moment, wenn die Gedanken merken, dass der Fokus nicht mehr auf sie gerichtet ist.

Dafür ist es wichtig, dass Sie sich eines klarmachen: Nicht Sie sind der Diener Ihrer Gedanken. Es ist genau andersherum. Allerdings dürfen Sie erkennen, dass Ihre Gedanken recht übereifrige Diener sind, die ständig ihre Dienste anbieten. Doch wenn die Diener sich nicht so verhalten, wie Sie sich das vorstellen, gibt es nur eine Lösung: Schmeißen Sie sie raus!

Das funktioniert am besten, wenn Sie weniger reagieren und stattdessen einfach nur neutral beobachten, was in Ihrem Kopf vor sich geht. Kommen Sie zur Ruhe! Die Übung auf Seite 81 hilft Ihnen dabei. Mit der Zeit werden Sie dadurch immer öfter Momente erleben, in denen Sie sich vom Kopfchaos befreit fühlen. Das zeigt Ihnen dann auch, dass Sie weit mehr ausmacht als nur Ihre Gedanken.

Das perfekte 3-Stufen-Programm

Die „Verwandlungsübung", in der Sie den Umgang mit unliebsamen Gedanken trainieren, kann Ihnen auf Ihrem Weg zum guten und gesunden Schlaf sehr helfen – vor allem in Kombination mit dem „Bodyscan" (siehe Seite 75) und der Übung zur Gefühlsanalyse von gestern (siehe Seite 77).

Sie gehen das Problem auf diese Weise nämlich gleich von drei Seiten an: Erst nehmen Sie bewusst Ihren Körper wahr, dann Ihre Gefühle und schließlich Ihre Gedanken. So werden Sie, was Ihre Person betrifft, zum Experten.

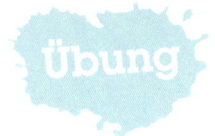
Übung

Wanderung über den Wolken

Es fällt Ihnen schwer, die Gedanken kommen und gehen zu lassen? Dann stellen Sie sich vor, es seien Wolken, die Sie am blauen Himmel sanft über sich hinwegziehen lassen. Eine nach der anderen. Und noch eine und noch eine …

Es kann natürlich mal einen Tag oder eine Nacht geben, an dem oder in der Sie das Gefühl haben, Ihr gesamter Himmel ist mit dunklen Gedankenwolken verhangen und es geht überhaupt nichts vor oder zurück. Kein Wind vermag die Wolken zu vertreiben. Sollte das der Fall sein, wandern Sie einfach auf den Gipfel eines imaginären Berges. Ein Berg, so hoch, dass er über die Wolkendecke hinausragt. Setzen Sie sich dort oben gemütlich auf den warmen Fels und schauen Sie ganz entspannt auf die schwere Wolkendecke herab. Das lässt Sie wieder freier durchatmen, oder nicht?

Sie dürfen Ihren Fokus vom Leben anderer weglenken und anfangen, sich wieder selbst zu beobachten. Wie schnell beurteilen Sie? Wie schnell lassen Sie sich nervös machen? Wie oft hören Sie der Angst zu? Zu oft? Dann macht Sie das zu einem Menschen, der sein Leben nicht mehr mit Freude lebt. Ihre Alltagsprobleme scheinen sich zwar nicht allzu sehr von denen eines gesunden Schläfers zu unterscheiden. Aber im Gegensatz zu diesem glauben Sie nicht (mehr) an sich und Ihren guten Schlaf. Im Gegensatz zum gesunden Schläfer nehmen Sie Ihre Alltagsprobleme mit ins Bett.

Es ist höchste Zeit, dass Sie die unliebsamen Schlafräuber aus diesem verbannen und sich selbst wieder mehr Platz im Bett einräumen. Sie werden sehen, wie schnell der Schlaf sich dann zu Ihnen legt.

TAG 4

Machen Sie Ihre Nächte nicht zum Chef Ihres Alltags

Was Sie damit erreichen? Sie erobern sich Ihre Lebensqualität zurück.

Um endlich wieder schlafen zu können, tun die Leute manchmal verrückte Dinge. Und sie schränken sich dabei bisweilen so sehr ein, dass ihnen das Leben keinen Spaß mehr macht. Heute geht es deshalb darum, Ihrer Angst vor der Schlaflosigkeit nicht zu viel Raum zu geben.

Ich kann mich gut daran erinnern, wie ich eines Abends selbst in diese typische Gedankenfalle tappte: Ich trank sehr spät noch eine Tasse Jasmintee und lag danach bis 2 Uhr wach. Ich fand das sehr verwunderlich, weil ich eigentlich seit Jahren sehr gut schlafe. Als ich in derselben Woche zum zwei-

ten Mal nach einer Tasse Jasmintee nicht einschlafen konnte, beschloss ich, dass es an der Teesorte liegen musste. Ich speicherte sie als negativ ab und trank von da an vor dem Zubettgehen nie mehr Jasmintee. Bis mir eine Freundin abends beim Japaner eine Tasse davon einschenkte und ich sie aus Höflichkeit leerte. Komischerweise schlief ich an diesem Abend wunderbar ein …

Was ich erlebt habe, ist ein gutes Beispiel dafür, wie wir unsere Lebensführung peu à peu einschränken, um ja schlafen zu können. Es gibt so viele Tipps und Tricks, die angeblich dabei helfen sollen. Aber sie alle zu berücksichtigen, kann schnell dazu führen, dass wir unser Leben nur noch nach dem nicht vorhandenen Schlaf ausrichten. Ist das vielleicht bei Ihnen schon so?

> »Der Schlaflose multipliziert die Ereignisse.«
> **Hans Arndt**

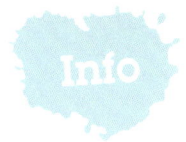

Der Tick des Kickers

Der britische Fußballer Wayne Rooney erzählte vor einigen Jahren in einem Interview von seinem „Staubsauger-Tick": Er könne am besten einschlafen, wenn das Gerät in seiner Umgebung dröhne. Seine damalige Freundin und heutige Ehefrau untersage ihm aber, den Staubsauger anzumachen, wenn sie zusammen waren. Daher stieg er auf einen kleineren Geräuschemacher um: einen Föhn. Der müsse laufen, um ihm das Einschlafen zu erleichtern – auch, wenn seine Partnerin es hasse.

Auf was verzichten Sie alles?

Es scheint vordergründig eine gute Lösung zu sein, alles zu meiden, was Ihre Schlafsituation verschlimmern könnte. Doch wenn Sie trotz aller „Kopfstände" immer noch nicht besser schlafen, ist das doch eher sinnlos, oder?
Ich habe einen Freund, der trinkt kurz vor Mitternacht noch einen Espresso, schläft aber trotzdem den Schlaf der Gerechten. Ich möchte Sie wahrlich nicht dazu animieren, nachts Kaffee zu trinken. Aber sollten Sie aufgrund Ihrer Schlafprobleme angefangen haben, komplett darauf zu verzichten, dann dürfen Sie sich überlegen, ob die eingeschränkte Lebensqualität Sie nicht noch zusätzlich wach hält.

Angst ist kein guter Ratgeber

Es gibt viele Menschen, die ihre Freizeitaktivitäten dermaßen eingeschränkt haben, dass es sich anfühlt, als würden sie in ihrem eigenen Leben auf der Reservebank sitzen. Wie sieht es bei Ihnen aus? Zum Beispiel im Hinblick auf Ihre zwischenmenschlichen Beziehungen: Sind Sie bereits aus dem gemeinsamen Schlafzimmer ausgezogen, weil Sie meinen, dass das Ihrem Schlaf helfen könnte? Meiden Sie Treffen mit Freunden oder Partys, weil Sie pünktlich im Bett liegen wollen, um ja nicht den richtigen Einschlafmoment zu verpassen?

Keine Frage: Angst kann Ihnen helfen, bei einer Sache genauer hinzusehen. Aber Sie dürfen sich nicht zu oft von ihr leiten lassen. Dann fängt sie nämlich an, Ihr Leben zu bestimmen. Die Übung rechts unterstützt Sie dabei, herauszufinden, ob das der Fall ist.

Ihr Start in ein neues Leben

Schreiben Sie auf der Seite nebenan doch einmal auf, auf was Sie dem Schlaf zuliebe schon verzichtet haben. Wie fühlen Sie sich, wenn Sie alles schwarz auf weiß vor sich sehen? Das kann ganz schön erschreckend sein, oder? Wenn ja, ist jetzt ein guter Zeitpunkt, um einige Veränderungen vorzunehmen. Wie? Indem Sie damit anfangen zu beschreiben, wie Ihr Leben in Zukunft aussehen soll. Notieren Sie sich Ihre Ideen und Wünsche auf der „Gedankenseite" (Seite 100).

Sie möchten, dass Ihr Leben wieder so ist, wie es war, bevor die Schlafprobleme begannen? Malen Sie es sich doch mal anders aus. Denn vielleicht hat ja genau Ihr altes Leben dazu geführt, dass Sie überhaupt erst Schwierigkeiten bekommen haben.

Es reicht aber leider nicht, sich nur Gedanken zu machen. Am besten verhalten Sie sich auch gleich so, als würden Sie bereits Ihr Wunschleben führen. Treten Sie in Aktion: Verbringen Sie wieder mehr Zeit mit Ihrer Partnerin, Ihrem Partner. Oder trauen Sie sich endlich, eine Beziehung einzugehen. Treffen Sie sich mit Freunden, gehen Sie abends wieder weg. Blicken Sie auf die vielen positiven Aspekte Ihres Lebens und feiern Sie diese.

Wenn Sie möchten, können Sie sich selbst auch noch ein bisschen mehr zum Handeln herausfordern: Wählen Sie dafür jeden Tag etwas aus Ihrer Wunschliste von der Gedankenseite aus und setzen Sie es in die Tat um. Durch neue (Erfolgs-)Erlebnisse schöpfen Sie wieder Kraft und Lebensfreude. Nehmen Sie dem Schlaf Ihr Leben aus den Händen und legen Sie es wieder in Ihre eigenen. Es ist ja schließlich auch Ihres.

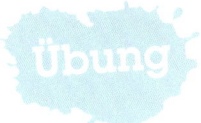

Die Liste meiner Limits

Wie wäre es, wenn Sie einmal eine ganz ehrliche Liste erstellen würden, inwieweit Ihr Schlaf bereits Einfluss auf Ihre Lebensführung genommen hat. Schreiben Sie alles auf, was Sie aus Angst nicht mehr tun.

All das sind Veränderungen, die Sie zwar zugunsten eines besseren Schlafes vorgenommen haben – die aber anscheinend keinen Einfluss darauf haben.

TAG 5

Seien Sie achtsamer

Was Sie damit erreichen? Sie zählen kleine Augenblicke statt großer Sorgen.

Durchwachte Nächte können einen buchstäblich verrückt machen: Man jammert dann über den verpassten Schlaf und denkt voller Sorge an bevorstehende Termine und Verpflichtungen, die sich, so kaputt wie man ist, unmöglich bewältigen lassen. Heute lesen Sie, wie Sie wieder mehr im Hier und Jetzt leben und dadurch Ruhe und Gelassenheit finden.

Gestern ging es darum, wie weit einige Menschen gehen, um endlich wieder ordentlich schlafen zu können. Ihre ständigen Sorgen lassen sie Verhaltensweisen wählen, die auf Dauer nicht gut für sie sind. Das beste Gegenmittel ist, das Augenmerk wieder mehr auf kleine Alltagsmomente zu

lenken und diese zu genießen. Denn dadurch fokussiert man sich nicht mehr nur auf das Problem.

Diese Technik kann auch Ihnen helfen, wieder entspanntere Nächte zu erleben. Sie haben dann nämlich nicht mehr das Gefühl, das Leben rausche an Ihnen vorbei, und steigen viel glücklicher ins Bett.

Alles hat ein Ende, auch die Achtsamkeit

Die eigene Achtsamkeit ist ein fortwährender Prozess, der im Prinzip nie endet. Vielleicht beschäftigen wir uns gerade deswegen so ungern damit. Unser Verstand ist nämlich darauf aus, jede Tätigkeit und jedes Projekt abzuschließen. Alles muss einen Anfang und ein Ende haben. Bei der Achtsamkeit ist der Zeitrahmen etwas größer: Sie beginnt mit unserer Geburt und endet mit dem Tod.

Ich persönlich glaube fest daran, dass wir auf der Welt sind, um zu entdecken, dass die Achtsamkeit uns unser Leben lang begleitet und unterstützt – sobald wir es zulassen. Ein Forscher-

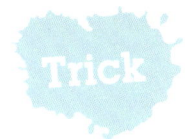

Kaffee und Kuchen im Hier und Jetzt

Wie oft huschen wir unachtsam durch den Alltag? „XY hat eine neue Brille." „Ach echt, ist mir nicht aufgefallen." Oder die Sonne scheint, aber wir kriegen es gar nicht mit, weil das Innere unseres Kopfes von dunklen Wolken verhangen ist … Wenn Sie Lust haben, können Sie jede Minute des Tages Ihre Achtsamkeit trainieren, zum Beispiel beim nächsten Treffen mit einer Freundin in einem Café. Schauen, hören und riechen Sie genau hin: Was für einen Pulli trägt sie? Welches Lied läuft im Hintergrund? Duftet es nach gebackenem Kuchen oder frisch aufgebrühtem Kaffee?

Auch bei der Achtsamkeit geht es nicht darum, Ihre Gedanken komplett anzuhalten. Vor allem zu Anfang wird es immer wieder einmal passieren, dass sie Kapriolen schlagen. Lassen Sie das ruhig zu. Denn in dem Moment, in dem Sie bemerken, dass Ihr Geist in die Vergangenheit oder die Zukunft abschweift, sind Sie ja bereits wieder achtsam. Und dafür können Sie sich ruhig einmal ganz bewusst bei sich selbst bedanken. Was ist Ihnen in achtsamen Momenten alles aufgefallen? Auf der „Gedankenseite" können Sie Dinge festhalten, die Sie sonst vielleicht nie bemerkt hätten (siehe Seite 101).

team der Uni Maastricht fand im Rahmen einer Studie zum Beispiel heraus, dass diejenigen Studienteilnehmer, die ihre Achtsamkeit trainierten, weniger erschöpft und zufriedener im Job waren als die Vergleichsgruppe.

Es geht nicht darum, nur die Mitmenschen zu beobachten. Eine positive Nebenwirkung der Achtsamkeit ist, dass Sie dadurch auch Ihre eigenen Bedürfnisse deutlicher wahrnehmen. Und das ist ein wichtiger Schritt auf

> »Die Wachen haben
> eine gemeinsame Welt,
> im Schlaf wendet sich
> jeder seiner eigenen zu.«
>
> Heraklit von Ephesus

dem Weg zu sorgenfreien Nächten. Wenn man sich selbst achtsam beim Leben zuschaut, lösen sich viele Probleme fast wie von selbst.

Viele Menschen denken, Achtsamkeit sei egoistisch. Sie finden, es schickt sich nicht, sich so viel um sich selbst zu kümmern. Dabei beugen Sie in dem Moment, in dem Sie sich vollkommen wahrnehmen und auf Ihren Körper achten (Was will er mir mitteilen? Hat er Hunger oder Durst? Will er sich ausruhen?) schweren Erkrankungen wie Burn-out oder Depressionen vor.

In dem Moment, in dem Sie bemerken, wie schnell Sie ein Urteil über jemanden oder etwas abgeben, können Sie einen Schritt zurück machen und das Ganze noch einmal achtsam wahrnehmen. Und in dem Moment, in dem Sie auf Ihre Gefühle achten, werden Sie spüren, dass es einfach nicht gut-

tut, die unschönen einfach wegzuschieben, ohne sich eingehend mit ihnen zu befassen.

Ihr kostenloser Bodyguard

Ihr Atem schenkt Ihnen in stressigen Situationen die Möglichkeit, einen klaren Kopf zu behalten. Er hilft Ihnen, wenn Sie Angst haben. Ihr Atem kostet Sie nichts und er bietet Ihnen die wunderbare Gelegenheit, sich selbst in Ihrer Achtsamkeit zu üben. Sie werden wieder zum Beobachter.

Ihr Atem ist immer bei Ihnen, er begleitet Sie überallhin – Stunde um Stunde. Er lässt Sie nachts schlafen und wacht dabei über Sie. Nutzen Sie ihn einfach dazu, um achtsam im Moment zu sein. Nicht, um sich dazu zu zwingen, endlich einzuschlafen.

Versuchen Sie auch bei der Übung auf der rechten Seite nicht, Ihren Atem krampfhaft zu beeinflussen. Die Übung ist nicht dazu da, um die einzelnen Tage miteinander zu vergleichen: Habe ich es heute länger geschafft als gestern? Jeder Tag ist neu und an jedem Tag fühlen Sie sich anders.

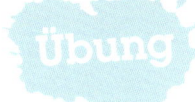

Mut zur Lücke

Achtsames Atmen ist ein wirkungs-volles Mittel bei Schlafproblemen. Sie machen es richtig, sobald die Atemluft ohne Anstrengung durch Ihren Körper fließt. Es geht dabei nicht um eine bestimmte Atemtech-nik, sondern nur darum, den Atem wahrzunehmen und dadurch ganz im Moment zu sein. Ich zeige Ihnen, wie das funktioniert:

- Lassen Sie Ihren Atem durch Ihre Nase in den Körper hinein- und durch den leicht geöffneten Mund wieder hinausströmen.
- Machen Sie eine winzige Pause, bevor Sie den nächsten Atemzug nehmen. Das ist die sogenannte Atemlücke, die immer vorkommt, aber von den wenigsten bemerkt wird. Je achtsamer Sie sich selbst gegenüber werden, desto mehr werden Sie sich auch der Atem-lücken bewusst.

- Fangen Sie zu Beginn mit ein, zwei Minuten an und steigern Sie die Zeit langsam so weit, wie es sich für Sie gut anfühlt.
- Sie können die Übung mehrmals täglich anwenden – sie eignet sich zum Relaxen zwischendurch ge-nauso gut wie für abends im Bett.

Erweiterung für Fortgeschrittene

Wenn Sie schon etwas versierter sind, können Sie auch jeden Atemzug zäh-len. Eins – einatmen. Zwei – ausat-men. Drei – wieder einatmen … Ma-chen Sie weiter so bis zehn. Vielleicht passiert es, dass Sie bereits bei drei, vier oder fünf an einem Gedanken hängen bleiben. Kein Problem! Fan-gen Sie einfach wieder bei eins an. Ohne das alles zu beurteilen. Sie sind nicht bei einem Wettbewerb. Sie wollen nur Ihren Atem wahrnehmen.

TAG 6

Bringen Sie Ordnung in Ihren Tag

Was Sie damit erreichen? Auch nachts lichtet sich das Chaos.

Ein geregelter Tagesablauf zählt zu den Grundvoraussetzungen für einen erholsamen Schlaf. Nur durch ihn bleibt die innere Uhr im Takt. Aber auch wenn das theoretisch leicht zu verstehen ist, gestaltet sich die praktische Umsetzung doch oft schwieriger als erwartet. Ich gebe Ihnen heute Tipps, wie Sie Ihren Alltag bereits durch kleine Veränderungen in schlaffördernde Bahnen lenken können.
Ein Bekannter von mir ist selbstständig tätig. Wenn ein Kunde morgens um 7 seine Hilfe braucht, ist er genauso zur Stelle wie nachts um 10. Zeit für eine Mittagspause bleibt ihm so gut wie nie und wenn er abends nach Hause kommt, hat er einen Bärenhunger. Er

langt richtig zu und schläft dann vorm Fernseher ein – bis er mitten in der Nacht aufwacht und sich dann stundenlang durch die Kanäle zappt …
Wenn er also etwas mehr Ordnung in seinen Alltag bringen würde, wäre sein Schlafproblem tatsächlich bald Schnee von gestern. Aber bisher war er noch nicht bereit dazu. Sind Sie es?

Regeln Sie Ihren Tag, dann regelt sich auch Ihr Schlaf

Sie haben sich mittlerweile ein gutes Bild davon machen können, wie schnell man sich an bestimmte Abläufe gewöhnt – auch an solche, die für das Wohlergehen nicht besonders förderlich sind. Sie können sich diese Erkenntnis nun zunutze machen, indem Sie Ihrem Körper vorgeben, wann Sie morgens aufstehen und wann Sie abends einschlafen möchten. Oder wann Sie körperlich aktiv sein und wann Sie essen wollen. Läuft der Tag nämlich nach einem bestimmten Raster ab, fällt es dem Körper leichter, den Hebel vom Wach- in den Schlafmodus umzulegen.

Fünf Rituale erfolgreicher Menschen

Die einzig ideale Tagesroutine gibt es nicht. Jeder muss seinen eigenen Rhythmus finden, auch wenn andere darüber den Kopf schütteln. Erfolgreiche Menschen haben verraten, auf welche Rituale sie keinesfalls verzichten wollen:

- Facebook-Gründer Mark Zuckerberg trägt jeden Tag ein graues T-Shirt, weil er sich dadurch die Entscheidung bei seiner Kleiderwahl erspart.
- Die amerikanische TV-Ikone Oprah Winfrey startet und beendet jeden Tag mit 20 Minuten Meditation.
- Amazon-Gründer Jeff Bezos hasst es, früh aufzustehen, seine acht Stunden Schlaf sind ihm heilig. Er wacht ohne Wecker auf und frühstückt dann entspannt mit der Familie, ehe die Meetings beginnen.
- Die Modepäpstin Anna Wintour spielt morgens um 5.45 Uhr Tennis.
- Winston Churchill wachte jeden Morgen um 7.30 Uhr auf, blieb aber bis um 11 Uhr im Bett, um zu frühstücken und Zeitung zu lesen. Gegen 18.30 Uhr gönnte er sich ein Bad und aß dann pünktlich um 20 Uhr zu Abend.

Überprüfen Sie die letzten Tage oder Wochen: Ist irgendetwas aus dem bisherigen Rhythmus gekommen, etwa durch eine Reise in eine andere Zeitzone? Dadurch könnte sich das Schlafverhalten verändern. Denn der Schlaf gerät schnell durcheinander, wenn die innere Uhr noch anders tickt.

Darum sind Veränderungen so schwierig

Es kann gut sein, dass Sie nun anmerken, Ihr Tag sei schon genug durchgetaktet. In der Arbeit und im Familienleben gäbe es so viele Termine, dass Sie die restliche freie Zeit nicht auch noch verplanen wollen. Dieses

Argument kann ich verstehen. Aber wenn Sie sowieso in einer Art Korsett stecken, würde es dann nicht sinnvoll sein, es würde wenigstens ein bisschen weniger zwicken?

Es gibt verschiedene Gründe, nicht darauf zu hören, was der eigene Körper wirklich braucht. Haben Sie vielleicht Angst vor etwas Neuem? Setzen Sie Prioritäten, die anderen mehr nutzen als Ihnen selbst? Hetzen Sie zum Beispiel so früh wie möglich ins Büro, um Ihrem Chef zu imponieren, statt vor der Arbeit eine Runde zu joggen oder entspannt zu frühstücken und in Ruhe Zeitung zu lesen?

Es kann auch sein, dass Sie auf jegliche Struktur verzichten, weil Sie Rentner sind, arbeitslos oder aus gesundheitlichen Gründen keinem geregelten Job nachgehen können. Sie empfinden dann einen festen Tagesablauf vielleicht als Unsinn. Schließlich ist da niemand, der auf Sie wartet. Warum sollten Sie also zu einer festen Zeit aufstehen? Ganz einfach: Weil Sie ansonsten schnell die Nacht zum Tag machen – und umgekehrt.

Machen Sie einen Alltagscheck!

Nutzen Sie das Schlafprotokoll ab Seite 26, um Ihren Tagesablauf zu untersuchen. Sie können zusätzliche Infos wie Essenszeiten, Sporteinheiten oder Ähnliches darin notieren, um einen besseren Überblick zu bekommen, wie Ihre Tage aussehen und ob es Auffälligkeiten gibt.

Lassen Sie zum Beispiel öfter mal die Mittagspause ausfallen? Tappen Sie nachmittags leicht in die Süßigkeitenfalle? Das lässt den Blutzucker in die Höhe schießen und führt abends zu heftigen Heißhungerattacken. Wenn Sie deshalb zu später Stunde deftig essen, ist ein Einschlafproblem vorprogrammiert. Schließlich ist dann erst mal Verdauungsarbeit angesagt, nicht Entspannung.

Ein anderes Beispiel: Viele Menschen treiben nach Feierabend Sport, um sich auszupowern und abzuschalten. Durch intensive Work-outs erreichen sie aber genau das Gegenteil: Sie pushen ihren Kreislauf in die Höhe. Das kommt Ihnen bekannt vor? Dann

Trick

So kommen auch Morgenmuffel auf Touren

Sie brauchen immer mehrere Anläufe, um es aus dem Bett zu schaffen? Überlisten Sie sich einfach selbst, um Ihrem Start in den Tag mehr Struktur zu verpassen:

- Lassen Sie Licht ins Schlafzimmer; die Sonne ist ein hervorragender Wachmacher. Oder verwenden Sie einen Lichtwecker. So ein Gerät kann Sie besonders in den Wintermonaten, wenn es morgens noch sehr dunkel ist, unterstützen.
- Programmieren Sie Ihre Stereoanlage oder Ihr Handy so, dass Sie morgens von Ihrer Lieblingsmusik geweckt werden und nicht von beliebigem Radiogedudel und den vielen schlechten Nachrichten auf dieser Welt.

- Sie müssen wegen eines neuen Jobs früher aufstehen und sind davon immer total gerädert? Dann gehen Sie ab sofort abends 15 bis 20 Minuten früher ins Bett und stellen Ihren Wecker für morgens um genau diese paar Minuten früher. So gewöhnt sich Ihr Körper besser an den neuen Rhythmus.
- Schauen Sie Katzenvideos oder solche mit niedlichen Hundewelpen an. Kein Witz: Wissenschaftler haben herausgefunden, dass diese Filmchen gute Laune machen und den Körper aktivieren. Denn im Gehirn wird das Bindungshormon Oxytocin freigesetzt, das Stresshormon Cortisol dagegen deutlich heruntergefahren.

sollten Sie Ihre Fitnesseinheit unbedingt entweder einige Stunden nach vorn verlegen (zum Beispiel auf morgens vor der Arbeit oder in die Mittagspause) oder sich einen Sport aussuchen, der Sie entspannt, wie Yoga oder Pilates. Oft reicht es, die Räder des Systems nur leicht zu justieren, damit es effizienter läuft. Probieren Sie es aus!

TAG 7

Suchen Sie sich ein Einschlaf-ritual aus

Was Sie damit erreichen? Sie geben Ihrem Körper ein entscheidendes Signal.

Gehören Sie zu denjenigen Menschen, die denken, abendliche Rituale seien albern und nur etwas für kleine Kinder? Ich möchte Sie heute vom Gegenteil überzeugen und Ihnen zeigen, wie Sie durch gezielte Entspannung vor dem Zubettgehen den Weg für eine ruhige Nacht bahnen.

Wie wichtig Rituale sind, haben Sie ja bereits erfahren. Sie stärken von innen heraus, indem sie unser Unterbewusstsein positiv beeinflussen. Am Morgen gehören solche festen Angewohnheiten für viele Menschen bereits längst dazu: Sie treiben Frühsport oder essen ein Müsli, um ihren Körper auf Trab zu bringen. Doch wenn es um (gesunde)

Abendrituale geht, sieht es bei den meisten von uns eher mau aus. Das ist schade. Denn eigentlich wissen wir ja alle, dass die eigene Entspannung eine wunderbare Voraussetzung für den Schlaf darstellt. Und so wie es für Kinder diverse Zubettgeh-Rituale gibt, darf es diese auch für Sie geben. Mit ihrer Hilfe können Sie besser Abstand zum zurückliegenden Tag gewinnen und leichter eine entspannte Haltung gegenüber der bevorstehenden Nachtruhe einnehmen.

Entspannen Sie nur um der Entspannung willen

Allerdings sollten Ihre Bemühungen nicht das Ziel haben, den Schlaf herbeizuzwingen. Denn dadurch verlieren auch noch so entspannende Rituale ihre Wirkung. In meinen Meditationsseminaren zeige ich den Teilnehmern unter anderem eine Gehmeditation, bei der sie bewusst auf ihre Schritte achten – auf nichts anderes. Eine Teilnehmerin sagte mir einmal nach dieser Übung, dass sie das erste Mal in ihrem Leben rein um des Gehens willen gegangen sei. Bis zu jenem Tag sei sie immer nur deshalb zu Fuß unterwegs gewesen, um von einem Ort zu einem anderen zu kommen.

Dieser Aha-Moment lässt sich auch auf Ihre abendlichen Entspannungsübungen übertragen: Setzen Sie die Rituale nicht ein, um besser (ein-) schlafen zu können, sondern um einfach mal runterzukommen. Wenn Sie sich nämlich ausschließlich auf einen guten Schlaf als Ergebnis fixieren und der tritt dann nicht ein, kann es rasch passieren, dass Sie sich auch noch für unfähig halten, richtig zu entspannen. Oder dass Sie eine eigentlich tolle Übung direkt ad acta legen, weil Sie denken: „Die hat mir nicht das gebracht, was ich erwartet habe."

Der Schlaf kommt meist dann, wenn wir gar nicht an ihn denken. Geben Sie daher nicht den Übungen die Schuld, die Sie bisher so erfolglos ausprobiert haben. Was zählt, ist Ihre Herangehensweise und Ihr abschließendes Urteil darüber. Geben Sie sich und Ihrem Schlaf eine neue Chance. Sie haben es beide verdient.

Welches dieser zehn Rituale passt zu Ihnen?

Ich habe verschiedene Einschlafrituale ausgewählt, sodass sicher etwas Geeignetes für Sie dabei ist. Welche Methode für Sie am besten ist, wissen nur Sie. Aber Sie können es nur herausfinden, wenn Sie es ausprobieren. Testen Sie die daher die folgenden Tipps ruhig mehrmals, schließlich sind Sie nicht jeden Tag in der gleichen Stimmung. Vielleicht brauchen Sie einfach ein bisschen Zeit, um herauszufinden, was Sie wirklich weiterbringt.

Erzählen Sie sich eine Gutenachtgeschichte

Diese Einschlafhilfe funktioniert auch bei Erwachsenen wunderbar. Nutzen Sie die Gelegenheit, sich selbst, Ihrer Partnerin oder Ihrem Partner noch etwas Schönes zu erzählen. Sie wissen nicht, wie Sie anfangen sollen? Dann beginnen Sie doch mit: „Es wird einmal …" Und malen Sie sich in Ihrer Fantasie etwas aus, auf das Sie sich in der Zukunft freuen. Einen schönen Urlaub zum Beispiel.

Legen Sie eine Gemütlichkeitspause ein

Lümmeln Sie sich, bevor Sie zu Bett gehen, noch für 15 Minuten in einen bequemen Sessel oder aufs Sofa. Nehmen Sie sich eine weiche Decke, lassen Sie im Hintergrund entspannende Musik laufen und vollenden Sie den Tag, indem Sie in diesen 15 Minuten nichts tun. Nur dasitzen, atmen und der Musik lauschen.

Trinken Sie einen Gutenachttee

Der dient dazu, Körper und Geist auf den ruhigen Part einzustimmen, der für die nächsten sechs bis acht Stunden folgen wird. Die Zubereitung des Tees dient primär dazu, Ihr System „runterzufahren". Wenn Sie keinen Tee mögen, machen Sie sich eine Tasse heiße Brühe oder Milch.

Schlüpfen Sie in Kuschelsocken

Sind die Füße kalt, schüttet der Körper Stresshormone aus und das kurbelt den Kreislauf an, anstatt ihn runterzufahren. Also lieber warm anziehen oder ein heißes Fußbad nehmen.

Lassen Sie sich literarisch berieseln

Abends 30 Minuten zu lesen, auf dem Sofa, im Sessel oder auch im Bett, ist ebenfalls ein tolles Ritual. Denn ein schönes Buch kann angenehme Gefühle in Ihnen auslösen, mit denen Sie dann einschlafen. Lesen macht außerdem viele Menschen schneller müde. Aber Hände weg von Krimis und Thrillern, die sind schließlich oft so spannend, dass man sie gar nicht mehr weglegen will, ehe man nicht weiß, wer der Täter ist.

Kaufen Sie ein Dankbarkeitsbuch

Legen Sie sich ein Heft zu, in das Sie jeden Abend hineinschreiben, was an diesem Tag alles gut gelaufen ist oder für was Sie dankbar sind.
Ich selbst habe sogar ein „5-Jahres-Buch". Darin gibt es für jeden Tag eine Seite mit jeweils fünf Spalten für fünf aufeinanderfolgende Jahre. So kann ich beim Schreiben immer auch nachlesen, was im letzten Jahr an diesem Tag so alles passiert ist. Oder im vorletzten … Das tue ich jeden Abend, kurz bevor ich das Licht lösche.

Fassen Sie Ihre Wünsche in Worte

Wie wäre es mit einem abendlichen Gebet? Dafür müssen Sie keiner Religion angehören. Bitten Sie einfach – wen auch immer – um Gesundheit, angenehme Träume und einen guten Schlaf. Das kann Ihnen inneren Frieden spenden. Hört sich für den ein oder anderen vielleicht kitschig an, ist aber ein tolles Gefühl.

Murmeln Sie ein Mantra

Wiederholen Sie vor dem Schlafengehen für ein paar Minuten einen beruhigenden Satz, zum Beispiel: „Frieden beginnt in mir" (siehe Seite 59). Ein Mantra ist nichts anderes als ein Spruch, ein Lied, eine heilige Silbe oder ein Wort, das man nutzt, um in Gebeten, in Meditationen oder bei Entspannungsübungen im gewünschten Moment zu verweilen.
Wenn Sie wollen, probieren Sie doch mal folgendes Mantra aus: „Vorbei, vorbei, ganz vorbei." Es signalisiert Ihnen, dass der Tag nun zu Ende ist und Sie Ihre Sorgen und Ihren Ärger hinter sich lassen dürfen.

Hören Sie genau hin

Auch ein Hörspiel kann beim Einschlafen helfen. Achten Sie aber darauf, eines auszuwählen, das von einer Ihnen angenehmen und ruhigen Stimme gesprochen wird.

Lassen Sie Geborgenheit wachsen

Denken Sie mal darüber nach, welches positive Gefühl Sie mit Ihrem Schlaf verbinden. Denken Sie an jenes Gefühl, das Sie kurz vor dem Einschlafen haben. Vielleicht ist es ein Gefühl der Geborgenheit. Oder des Friedens. Der Liebe. Nehmen Sie dieses Gefühl und lassen Sie es nach und nach in sich wachsen. Bleiben Sie dabei, als ob Sie über das Gefühl meditieren würden. Vielleicht ist es auch ein bestimmter Klang, den Sie mit Ihrem Schlaf verbinden? So wie ein tiefer, beruhigender Gongschlag? Dann lassen Sie diesen immer wieder sanft in sich erklingen.

Welches Einschlafritual könnte Teil Ihrer Abendroutine werden? Notieren Sie Ihre Idee auf der „Gedankenseite" (siehe Seite 101).

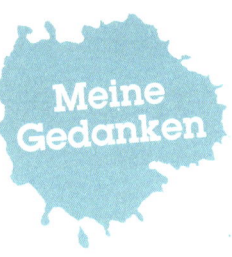

Ein Gefühl, das mich belastet
(siehe Seite 76–79)

....

....

....

....

....

So soll mein Leben in Zukunft aussehen
(siehe Seite 85–86)

....

....

....

....

....

Meine Achtsamkeits-Erlebnisse
(siehe Seite 88–90)

....

....

....

....

....

Mein neues Einschlafritual
(siehe Seite 96–99)

....

....

....

....

....

FAZIT

Ihre zweite Woche im Überblick

Sie haben gelernt,

- wie schädlich Angst und Ärger für die Nachtruhe sind,
- wie Sie Probleme loswerden, die Ihnen den Schlaf rauben,
- wie es gelingt, das Gedanken-karussell zu entschleunigen,
- dass zu viele Einschränkungen für noch mehr Stress sorgen,
- warum es so wichtig ist, kleine Momente zu genießen,
- wie Sie Ordnung in Ihr nächtliches Chaos bringen,
- welches Einschlafritual Ihnen in Zukunft helfen kann.

Hat sich Ihr Schlafverhalten schon verändert? Konnten Sie bereits den positiven Effekt des Mittagsschlafes testen? Diese Woche hat Ihnen hoffentlich verdeutlicht, dass Ihr täglicher Gedankenstrom auch abends oder nachts nicht zur Ruhe kommt, solange Sie ihm nicht bewusst Einhalt gebieten. Genauso verstärken negative Gedanken darüber, ob Sie am Abend im Bett womöglich wieder länger wach liegen oder wieder mitten in der Nacht aufwachen werden, die Schlafstörung nur noch zusätzlich. Solche Gedanken bringen Sie nicht wirklich weiter. Was haben Sie davon, wenn Sie sich bereits im Vorfeld um etwas sorgen, das eventuell gar nicht eintritt?

Freuen Sie sich lieber, dass Sie der Ursache für Ihre Schlafstörung bereits auf die Schliche gekommen sind. Oder dass Sie zumindest immer besser wissen, was Sie noch von Ihrer verdienten Nachtruhe abhält.

Die Achtsamkeit ist ein äußerst wichtiges Werkzeug auf dieser Suche. Sich gedanklich öfter auf das Hier und Jetzt zu konzentrieren, wird sich außerdem nicht nur förderlich auf Ihren Schlaf auswirken, sondern auch Ihrer Seele guttun: Achtsame Menschen sind resistenter gegen Stress und stehen Herausforderungen des Alltags lockerer gegenüber.

Meine Woche

Nutzen Sie Ihre bisherigen Notizen wieder dazu, um Ihr persönliches Fazit für die zweite Woche zu ziehen. Ich habe Ihnen hier vier Fragen aufgeschrieben, die Sie für sich beantworten können, wenn Sie wollen.

- Habe ich es schon geschafft, Gefühle kommen und gehen zu lassen?

- Wie werde ich in Zukunft meinen Gedanken begegnen – positiven und negativen?

- Welche Übung aus diesem Kapitel möchte ich für die Zukunft beibehalten?

- Worauf möchte ich in der nächsten Woche besonders achten?

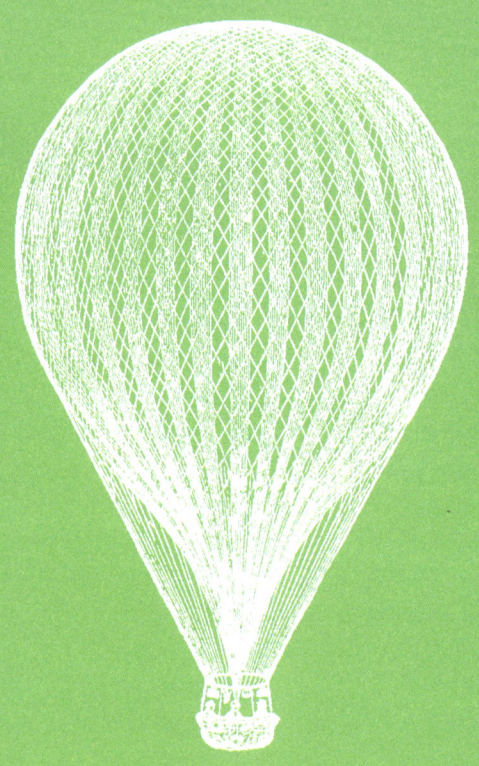

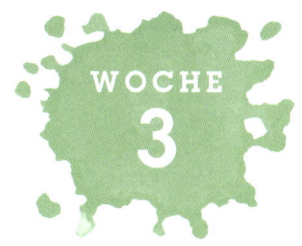

SCHLAFEN SIE AUF DAUER GUT

Man kann nicht immer alles ganz allein schaffen. In der dritten Woche erfahren Sie, was oder wer Ihnen bei besonderen Herausforderungen und in Krisenzeiten helfen kann. Wenn Sie mit bestimmten Methoden vorbeugen, sind Sie generell entspannter. Und das ist die ideale Voraussetzung für ruhige Nächte.

TAG 1

Entdecken Sie neue Entspannungsmethoden

Was Sie damit erreichen? Sie schalten innere Unruhe langfristig aus.

Um ein gesünderes Schlafverhalten zu entwickeln, ist es wichtig, dass Sie nicht nur abends, sondern generell mehr Entspannungsmomente in Ihren Alltag einbauen. Deshalb zeige ich Ihnen heute, welche Methoden sich dafür am besten eignen.

Autogenes Training

Das Autogene Training ist ein wissenschaftlich anerkanntes Entspannungsverfahren, das der Psychiater Johannes Heinrich Schultz (1884–1970) bereits vor rund 90 Jahren entwickelte. Durch Autosuggestionen (wie etwa: „Beide Hände sind ganz entspannt") lernen Sie, Ihre Aufmerksamkeit aktiv auf den Körper zu richten und sich vom normalen Wachzustand in einen ruhigeren Status zu begeben. Diese innere Ruhe hat einen positiven Einfluss auf den gesamten Körper.

Wie funktioniert's? Das Training wird meistens in sechs- bis achtwöchigen Gruppensitzungen gelehrt. Möglich ist aber auch das Selbststudium mithilfe von Büchern oder CDs. Infos finden Sie unter: www.batev.de

Für wen geeignet? Für Ungeduldige. Denn mit dieser Methode lassen sich schon nach wenigen Praxisstunden gute Ergebnisse erzielen.

Yoga

Der Begriff „Yoga" stammt aus dem Sanskrit und bedeutet so viel wie „Verbindung", denn es soll Körper, Geist und Seele in Einklang bringen. Es gibt verschiedene Yogaarten mit eigener Philosophie und Praxis. Meditative Formen wie Yin-Yoga legen ihren Schwerpunkt auf die geistige Konzentration, andere stärker auf körperliche

Aktivität und Atemübungen, wie zum Beispiel Ashtanga-, Iyengar- oder Bikram-Yoga.

Wie funktioniert's? Einsteiger sollten Yoga bei einem ausgebildeten Trainer erlernen. Dies geht sowohl in einer Gruppe als auch in Einzelstunden. Für Fortgeschrittene lohnen sich auch Onlinekurse oder DVDs. Infos finden Sie unter: www.yoga.de

Für wen geeignet? Für Hektiker, denen es schwerfällt, sich auf das Hier und Jetzt zu konzentrieren. Die körperbetonten Arten sind zudem ideal für alle, die sich gern sportlichen Herausforderungen stellen.

Qigong

Der Name dieser Entspannungstechnik setzt sich zusammen aus den Worten „Qi" (Energie) und „Gong" (Arbeit). Die „Meditation in Bewegung", wie Qigong auch genannt wird, soll dem gesamten Körpersystem Stabilität verleihen und so einem energetischen Ungleichgewicht vorbeugen. Qigong

zeichnet sich durch seine langsamen, bedächtigen Bewegungen aus und eignet sich hervorragend zum Runterkommen. Zur Übungspraxis gehören Atem-, Körper- und Bewegungsübungen. Auch die Konzentration wird bei dieser Technik geschult.

Wie funktioniert's? Diese Technik können Sie an Volkshochschulen, in Privatkursen oder im Fitnessstudio erlernen. Infos finden Sie unter: www.ddqt.de

Für wen geeignet? Für Menschen, denen Meditation zu statisch ist und die Schwierigkeiten damit haben, sich im ganzen Stress auf eine Sache zu konzentrieren.

Tai-Chi

Übersetzt heißt Taijiquan (so der ausführliche Name dieser Entspannungstechnik) so viel wie „Schattenboxen". Eigentlich ist es eine innere Kampfkunst aus China, die Sport, Meditation und Selbstverteidigung in sich vereint. Heutzutage wird es jedoch in erster Linie zur Gesunderhaltung und Steigerung des Wohlbefindens praktiziert. Die Bewegungen sind in der Regel langsam, gleichmäßig und fließend, sodass Sie sich immer mehr und mehr entspannen können. Ihre Atmung wird langsamer, ruhiger und tiefer – was einen sehr positiven Einfluss auf das Schlafverhalten hat.

Wie funktioniert's? Kurse werden in Tai-Chi-Schulen, bei Volkshochschulen und auch in Fitnesscentern angeboten. Infos finden Sie unter: www.ddqt.de

Für wen geeignet? Für diejenigen, denen Qigong gefällt, die sich aber mehr Bewegung wünschen. Die Abläufe sind dynamischer.

Hypnose

Hypnose ist ein Zustand der Tiefenentspannung („Hypnos" ist griechisch und bedeutet „Schlaf"). Um diesen Zustand zu erreichen, setzt der behandelnde Therapeut Suggestionen ein: positive Glaubenssätze, die direkt auf das Unterbewusstsein des Patienten

wirken und helfen, dort verankerte Ängste und Blockaden zu lösen.
Es gibt darüber hinaus sogenannte posthypnotische Suggestionen, die noch weit über die Auflösung der Hypnose hinaus wirksam sein sollen. Durch sie treten messbare Veränderungen der Informationsverarbeitung im Gehirn auf. Auf diesem Weg kann man die innere Gelassenheit steigern und dadurch lernen, sich von bestimmten Situationen weniger stressen zu lassen.

Wie funktioniert's? Bei konkreten Problemen oder Veränderungswünschen ist es hilfreich, einen erfahrenen Hypnosetherapeuten aufzusuchen. Wer erst einmal in diese Technik hineinschnuppern will, kann dies aber auch mithilfe von Apps oder anderen Hörprogrammen tun. Sie sind – auch für Einsteiger – ungefährlich. Infos finden Sie unter: www.dgh-hypnose.de

Für wen geeignet? Für alle, die Vehaltensweisen, die ihre Lebensqualität einschränken, loswerden wollen.

Ein Erfahrungsbericht
aus meiner Praxis

„Ich litt seit Jahren unter Schlafproblemen. Keine Nacht gelang es mir, tief und fest zu schlafen. Ich wachte im Stunden-, manchmal sogar Halbstundenrhythmus auf. Dann erfuhr ich von Frau Fleckensteins Hypnose-App ‚Get Deep Sleep!'. Anfangs war ich zwar skeptisch, lud mir das Programm aber dennoch herunter. Um den bestmöglichen Effekt zu erzielen, soll man die Apps über einen Zeitraum von vier Wochen hören. Bei mir ging es schneller: Bereits nach zwei Wochen hatte ich immer bessere und längere Schlafphasen. Morgens erwachte ich so frisch und ausgeruht wie lange nicht. Mittlerweile brauche ich die App nicht mehr, da sich mein Schlafverhalten grundlegend verbessert hat."

Frank, 46 Jahre
Koch aus München

Meditation

Bei der Meditation wird die Aufmerksamkeit auf ein bestimmtes Objekt gerichtet, zum Beispiel auf eine Kerzenflamme, den eigenen Atem oder ein Wort, das man innerlich immer wieder wiederholt. Für einige Minuten konzentriert man sich voll und ganz nur darauf. Das Ziel: den permanenten Gedankenstrom zu verlangsamen.

Wie funktioniert's? Meditation lässt sich anhand von Büchern zwar gut selbst erlernen, dennoch ist eine Einführung durch einen Meditationstrainer sinnvoll. Es gibt Kurse zu verschiedensten Arten der Meditation, etwa Geh-, Osho- oder Zen-Meditation.

Für wen geeignet? Für Menschen, die das Gefühl haben, ihnen würde vor lauter To-dos der Kopf platzen, und die deswegen unter Einschlafproblemen leiden.

Wenn Sie Lust haben, begeben Sie sich mit mir auf eine 15-minütige Meditationsreise.

Wie ist es bei Ihnen? Welche Entspannungsmethode wäre für Sie die passende? Notieren Sie es auf Seite 134 unter „Meine Gedanken".

TAG 2

Schauen Sie auf die Organuhr

Was Sie damit erreichen? Sie können die körperlichen Ursachen Ihrer Schlafprobleme ablesen.

Die Traditionelle Chinesische Medizin (TCM) geht davon aus, dass Schlafstörungen auch durch Organschwächen entstehen können. Ein praktisches Diagnoseinstrument soll dabei körperliche Übeltäter entlarven. Ich stelle es Ihnen heute vor.

Sie wachen jede Nacht gegen 3 Uhr auf? Oder rutschen nach dem Mittagessen immer in ein ungewöhnlich starkes Leistungstief? Dann ist es an der Zeit, mal einen Blick auf Ihre Organuhr zu werfen, mit der man in China seit Tausenden von Jahren arbeitet. Laut TCM führen zwölf Meridiane (Energieleitbahnen) durch unseren Körper, die die wichtigsten Organe mit Qi (Lebensenergie) versorgen. Jede dieser Energieleitbahnen wird innerhalb von 24 Stunden für jeweils zwei Stunden besonders intensiv durchströmt. In dieser Zeit arbeitet auch das betroffene Organ auf Hochtouren. Funktioniert das nicht, kann es zu Beschwerden kommen.

So tickt Ihre Organuhr

Welche Organe werden wann mit Lebensenergie geflutet? Je genauer Sie Bescheid wissen, desto besser können Sie Schlafproblemen gegensteuern.

1–3 Uhr: Leber

Die Leber verarbeitet Giftstoffe im Blut. Wer zu viel Alkohol trinkt oder zu fett isst, wacht oft zu diesen Zeiten auf. Von 13 bis 15 Uhr hat die Leber ihre ruhigste Phase. Wer jetzt eine gehaltvolle Mahlzeit hinunterschlingt, belastet das Organ zusätzlich und wird noch müder.

Der Leber tut alles Saure und Scharfe gut, wie zum Beispiel Obst, Zitronensaft, Essig, Knoblauch, Meerrettich und Ingwer.

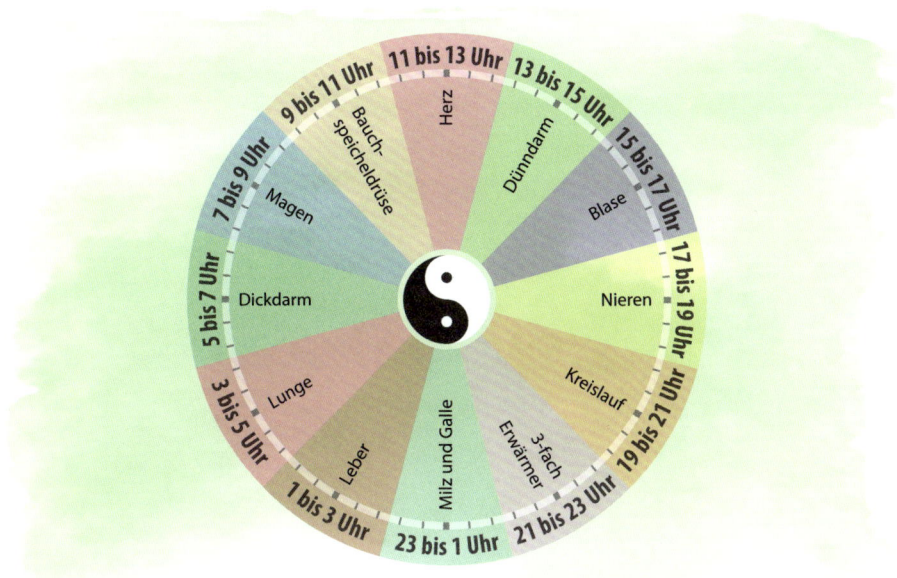

Organ clock:
- 9 bis 11 Uhr — Bauchspeicheldrüse
- 11 bis 13 Uhr — Herz
- 13 bis 15 Uhr — Dünndarm
- 15 bis 17 Uhr — Blase
- 17 bis 19 Uhr — Nieren
- 19 bis 21 Uhr — Kreislauf
- 21 bis 23 Uhr — 3-fach Erwärmer
- 23 bis 1 Uhr — Milz und Galle
- 1 bis 3 Uhr — Leber
- 3 bis 5 Uhr — Lunge
- 5 bis 7 Uhr — Dickdarm
- 7 bis 9 Uhr — Magen

3–5 Uhr: Lunge

Bei Lungenproblemen wacht man verstärkt um diese Zeiten auf. Im Gegenzug startet man den Tag in asiatischen Kulturen häufig mit einer (Atem-)Meditation, weil das Organ jetzt besonders aktiv ist. Um Ihre Lungen gesund zu halten, sollten Sie möglichst viel Frischluft tanken. Sonst wird sie müde und schlapp – und Sie auch.

5–7 Uhr: Dickdarm

Für die meisten Menschen beginnt der Tag mit dem Gang zur Toilette. Der Körper entledigt sich so angesammelter Schadstoffe. Funktioniert die Verdauung schlecht, deutet dies auf eine Störung hin.

Das stärkt den Darm: weißes Gemüse wie Blumenkohl oder Spargel, Reis und Ingwer.

7–9 Uhr: Magen

In diesen beiden Stunden kann der Körper Nahrung am besten verarbeiten. Daher soll man laut einem alten Sprichwort ja auch „wie ein Kaiser" frühstücken. Von 19 bis 21 Uhr macht der Magen dagegen Pause. Wer in dieser Zeit zulangt, wacht am nächsten Morgen relativ sicher wie gerädert auf. Ideal für eine entspannte Nacht und guten Schlaf: ab 19 Uhr nichts mehr essen.

9–11 Uhr: Milz und Bauchspeicheldrüse

Die Bauchspeicheldrüse produziert das Hormon Insulin, das den Zucker aus der Nahrung in die Zellen verfrachtet und so hilft, den Blutzuckerspiegel konstant zu halten. Die Milz dagegen kümmert sich um die Immunabwehr. Am Vormittag sind wir sehr leistungsfähig – ideal für Prüfungen oder wichtige Termine.

Mild-süße Nahrungsmittel (wie zum Beispiel Karotten und Gerstenbrei) wirken ausgleichend auf die beiden Organe und beruhigen die Nerven.

11–13 Uhr: Herz

Das Herz regeneriert sich. Vermeiden Sie körperliche Belastungen oder Stress. Gehen Sie essen, am besten in angenehmer Begleitung. Ihr Herz ist nicht nur der wichtigste Muskel, er verlangt auch nach Kommunikation, Geselligkeit und Genuss.

13–15 Uhr: Dünndarm

Der Dünndarm trennt nützliche von schädlichen Nahrungsbestandteilen. Dafür ist eine Menge Energie nötig, was zu einem Mittagstief führt. Die perfekte Zeit für ein Nickerchen. Sport dagegen ist wegen des Verdauungsprozesses nicht empfehlenswert. Wenn Sie selbst ein leichtes Mittagessen müde macht, deutet das auf eine Dünndarmschwäche hin. Dagegen helfen die in Radicchio, Chicorée oder Artischocken enthaltenen Bitterstoffe.

15–17 Uhr: Blase

Haben Sie heute noch nicht genug Wasser getrunken? Dann holen Sie's jetzt nach. Die Blase wird durch vermehrte Urinausschüttung gut durchgespült. Arbeitet sie nicht richtig, kann das zu Kopfschmerzen führen. Abhilfe schaffen entwässernde Lebensmittel wie Sellerie oder Spargel.

17–19: Nieren

Unsere Nieren regulieren den Säure-Basen-, Wasser- und Elektrolythaushalt, den Blutdruck und den Knochenstoffwechsel. Zugleich helfen sie bei der Beseitigung von Giftstoffen. Jetzt ist Zeit, einen Gang runterzuschalten. Mit Kräutertees unterstützen Sie die Nierentätigkeit, auch fett- und ballaststoffarme Lebensmittel sind günstig.

19–21 Uhr: Herzbeutel

Der Herzbeutel (auch Perikard) schützt unser wichtigstes Organ. Sie sind genervt, depressiv und wollen von Zärtlichkeiten nichts wissen? Das weist auf eine Schwäche hin. Tun Sie etwas fürs Herz: einen schönen Film schauen oder entspannende Musik hören.

21–23 Uhr: Schilddrüse

Das schmetterlingsförmige Organ im Hals wird in der TCM auch „Dreifach-

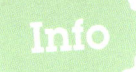
Holen Sie einen Experten ins Boot

Die Zeiten der Organuhr sind nur ein grober Richtwert. Wenn Sie meinen, einen Anhaltspunkt für Ihre Schlafstörung gefunden zu haben, sollten Sie dies mit Ihrem Arzt besprechen. Auf TCM spezialisierte Ärzte finden Sie unter: www.tcm.edu

Erwärmer" genannt, weil es als Einheizer für alle Körperfunktionen gilt. Wenn Sie vor dem Schlafengehen oft Rücken- und Kopfschmerzen haben, kann das auf ein Problem hinweisen.

23–1 Uhr: Galle

Die Galle kurbelt die Fettverdauung an. Sie mag zwar Bitterstoffe in der Nahrung, aber keine bitteren Gedanken (wie Stress oder Wut). Wenn Sie grübeln oder sich ärgern, hat die Galle noch mehr zu tun und es ist vorbei mit der Entspannung.

TAG 3

Lernen Sie alles über natürliche Schlafmittel

Was Sie damit erreichen? Sie wissen, wann Sie welchen Helfer sinnvoll einsetzen können.

Verschreibungspflichtige Medikamente sind für viele Menschen mit Schlafproblemen der letzte Ausweg. Ich erkläre Ihnen heute, welche sanften Alternativen es gibt – und wie man sie am besten einsetzt.

Das Wichtigste vorweg: Eine Schlafstörung sollte nur dann medikamentös behandelt werden, wenn weder eine Verhaltenstherapie noch andere Maßnahmen wirksam sind (siehe auch ab Seite 130) – und auch dann ausschließlich nach Absprache mit einem Arzt und innerhalb eines bestimmten Zeitrahmens. Denn es besteht immer die Gefahr, dass der Patient eine Abhängigkeit entwickelt.

Laut Deutschem Ärzteblatt werden von den gesetzlichen Krankenversicherungen jährlich allein in Deutschland 230 Millionen Tagesdosen des Wirkstoffes Benzodiazepine abgerechnet (enthalten in Schlaf- und Beruhigungsmitteln wie zum Beispiel Valium). Über Privatrezepte kommt noch einmal die gleiche Menge zusammen. Eine erschreckend hohe Zahl. Patienten gewöhnen sich nämlich so schnell an den Wirkstoff, dass sie abhängig werden können. Daher sollen diese Medikamente auch nicht länger als vier Wochen eingenommen werden. Doch leider halten sich Betroffene, die endlich wieder anständig schlafen wollen, oft nicht daran. Doch nimmt man Schlafmittel länger als vorgeschrieben ein, können Symptome wie Ängste, Hemmungen und Anspannungen auftreten. Zudem muss meist die Dosis gesteigert werden, weil die Wirkung der Pillen mit der Zeit nachlässt und erneut Schlafstörungen auftreten. Ein gefährlicher Teufelskreis!

Rezeptfrei heißt nicht gefahrenfrei

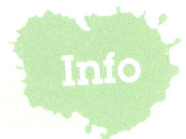

Viele Menschen greifen zu rezept-freien Schlafmitteln, weil sie nicht abhängig machen und einfach so in der Apotheke zu haben sind. Der Haken: Die Wirkung dieser Medika-mente muss nicht wissenschaftlich belegt sein, bevor sie in die Regale dürfen. Daher sollten Sie sich gut überlegen, ob Sie sie für viel Geld kaufen wollen. Lassen Sie sich nicht von der Werbung einlullen und spa-ren Sie sich das Geld für angebliche Wundermittelchen, die eventuell zu schwach sind, um wirklich etwas zu bewirken. Außerdem sind auch rezeptfreie Schlafmittel in der Regel nicht frei von Nebenwirkungen: Sie können sehr häufig zu Verstopfung, Kopfschmerzen und Schwindelgefüh-len führen.

Das renommierte British Medical Jour-nal veröffentlichte außerdem eine Stu-die amerikanischer Wissenschaftler, bei der über zweieinhalb Jahre lang 10 000 Patienten mit Schlafstörungen untersucht wurden. Das Ergebnis: Die Gruppe, die verschreibungspflichtige Medikamente einnahm, hatte eine niedrigere Lebenserwartung als die-jenigen Studienteilnehmer, die auf Pil-len und Co. verzichteten. Die Experten attestierten der Medikamentengruppe außerdem ein gesteigertes Krebsrisiko.

Eine nicht medikamentöse Therapie ist auf lange Sicht also die bessere Wahl.

Schon mal auf Pflanzenpower gesetzt?

Bevor Sie zu synthetischen Helfern grei-fen, sollten Sie erst mal den pflanzli-chen eine Chance geben wie Baldrian, Melisse, Hopfen, Lavendel, Passionsblu-me oder Johanniskraut. Sie haben eine beruhigende, schlaffördernde Wirkung und können einzeln oder als Kombiprä-parat bezogen werden.

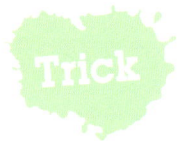
Trick

Die perfekte Mischung

Hopfen gelangte als eine der Hauptzutaten von Bier zu Weltruhm. Aber bereits seit dem 18. Jahrhundert wird er auch als Schlafmittel eingesetzt. Probieren Sie zum Beispiel doch mal dieses abendliche Entspannungsbad: Übergießen Sie 20 g getrocknete Hopfenzapfen (aus der Apotheke) mit 400 ml kochendem Wasser. Lassen Sie das Ganze 10 Minuten ziehen und fügen Sie dann den abgefilterten Sud dem warmen Badewasser zu. Ein paar Tropfen Lavendelöl dazu – fertig ist das Schlummerbad.

- **Baldrian** wird in Form von Dragees, Tropfen, Tinkturen, Tees und Badezusätzen angeboten. Das Kraut gilt als äußerst verträglich und macht nicht benommen.

- **Johanniskraut** gibt es zum Beispiel in Tablettenform. Es wird oft bei Depressionen verschrieben. Wichtig: Durch die Einnahme ist die Haut empfindlicher gegenüber UV-Strahlen. Johanniskraut kann außerdem dazu führen, dass andere Medikamente im Körper schneller abgebaut werden und sich dadurch deren Wirksamkeit reduziert.

- **Melisse** können Sie als Tee probieren (aus frischen oder getrockneten Blättern), sie wird aber auch zu Tropfen, Trockenextrakten, Tabletten oder Dragees verarbeitet. Am hilfreichsten bei Schlafstörungen sind Frischpflanzen-Presssäfte (gibt's in der Apotheke oder im Reformhaus).

- **Lavendel** ist der Schlafklassiker. Bereiten Sie aus den Blüten einen Tee zu oder geben Sie vor dem Einschlafen einige Tropfen ätherisches Lavendelöl auf Ihr Kissen oder ein Taschentuch auf dem Nachttisch.

- **Zirbe,** ein Baum aus der Familie der Kieferngewächse, spielt immer öfter bei der Einrichtung von Hotelzimmern eine Rolle. Denn ihr Holz senkt die Herzfrequenz und wirkt dadurch nachweislich entspannend. Auch ätherisches Zirbenöl entspannt und hilft beim Loslassen. Wie bei Lavendel einfach ein paar Tropfen auf das Kopfkissen geben.

- **Passionsblumen** kommen in Kapseln, Tabletten, Tropfen, Dragees und Tee zum Einsatz – in der Regel gemischt mit anderen Heilpflanzen wie Baldrian oder Melisse.
- **Hopfen** beruhigt und lindert Ängste. Er wird ebenfalls zu Dragees, Extrakten und Tabletten verarbeitet (siehe auch Kasten Seite 116).

Licht ist das stärkste Medikament

Naturvölker wie die Hadza in Tansania haben keine Schlafprobleme, es gibt bei ihnen noch nicht einmal einen Begriff dafür. Dabei schlafen die Menschen dort nicht länger als wir. In der Trockenzeit kommen sie auf maximal sechs Stunden pro Nacht. Was unterscheidet also dieses Naturvolk von der zivilisierten, aber oft notorisch unausgeschlafenen Welt?

Es ist das natürliche Licht! Wir „Industriemenschen" bekommen davon in der Regel viel zu wenig ab. Unser Leben spielt sich vor allem in geschlossenen Räumen ab, wir sind von künstlichem Licht umgeben, verbringen kaum Zeit an der frischen Luft und bleiben bis weit nach Sonnenuntergang wach. Die Hadza dagegen leben im Rhythmus der Sonne: Sie stehen mit ihr auf und gehen mit ihr schlafen. Tatsächlich wird der menschliche Schlaf-wach-Rhythmus Forschungsergebnissen zufolge am stärksten durch das Tageslicht beeinflusst. Wer dauermüde ist, abends jedoch nicht schlafen kann, braucht definitiv eine höhere Dosis davon. Wissenschaftler vermuten nämlich, dass unsere innere Uhr jeden Tag 1000 Lux Lichtstärke braucht. In Büroräumen wird mit künstlichen Lichtquellen aber maximal die Hälfte erreicht.

Wie viel Tageslicht bekommen Sie ab? Nicht genug? Dann notieren Sie auf der „Gedankenseite", wie sich weitere Lichtportionen in Ihren Alltag einbauen ließen (siehe Seite 135).

TAG 4

Haben Sie immer einen SOS-Trick parat

Was Sie damit erreichen? Sie sind gegen so ziemlich jede Krise gewappnet.

Heute stelle ich Ihnen sieben Übungen vor, die Sie in Extremsituationen anwenden können, um doch noch gut schlafen zu können. Denn die Stimmung und die Gedanken, mit denen wir uns abends hinlegen, haben einen enormen Einfluss auf unseren Schlaf und auch auf unsere Träume. Darum ist es wichtig, dass Sie vor dem Zubettgehen möglichst reinen Tisch machen.

Lassen Sie los – bei Anspannung

Ein Buch zu schreiben, ist keine leichte Aufgabe. Ich komme in solchen Phasen meist erst spät ins Bett. Mein eigentlicher Übermüdungspunkt ist längst überschritten und ich bin emotional sehr aufgewühlt. Da kann es schon mal passieren, dass ich noch eine Stunde lang wach liege.

Erst wenn ich in mich hineinhorche, merke ich, wie angespannt ich bin. Ich mache dann in Gedanken eine Tour durch meinen Körper und bitte ihn, überall dort loszulassen, wo er besonders verspannt ist. Im Kieferbereich klappt das besonders gut durch künstliches Gähnen. Bei mir fördert das jedes Mal wunderbar das Einschlafen.

Nutzen Sie den 4-7-8-Trick – bei Stress

Ihnen wächst gerade alles über den Kopf? Dann helfen Atemtechniken am besten, weil sie Nervosität und Ängste äußerst effektiv lindern.

Die sogenannte 4-7-8-Technik senkt den Puls und wirkt dadurch beruhigend. Wie's funktioniert? Pressen Sie die Zungenspitze hinter den Schneidezähnen oben an den Gaumen – da bleibt sie während der gesamten Übung. Atmen Sie jetzt durch die Nase ein und zählen Sie dabei bis vier. Dann halten Sie den Atem an und zählen dabei bis sieben. Zuletzt atmen Sie durch den Mund aus zählen dabei bis acht. Das Ganze wiederholen Sie vier Mal hintereinander.

Durch das tiefe Einatmen transportieren Sie eine Extraportion Sauerstoff in den Körper, die dann beim Luftanhalten in Ihr Blut strömt. Das intensive Ausatmen befördert verbrauchte Luft aus dem Körper, die durch die flache Stressatmung entsteht.

Übernehmen Sie das Steuer – bei Gefühlschaos

Wenn Angst, Trauer oder Unruhe Sie am Einschlafen hindern, lokalisieren Sie zunächst einmal, wo sich diese Emotion genau befindet. In Ihrem Bauch? In der Brust? Ganz woanders? Sobald Sie das für sich erkannt haben, spüren Sie, ob das Gefühl sich irgendwie bewegt. Nach links, rechts, hoch, runter? Dirigieren Sie es dann genau in die entgegengesetzte Richtung. Wenn es Ihnen hilft, legen Sie zusätzlich Ihre flache Hand auf die betreffende Stelle. Lassen Sie sie ganz sanft

> »Schlaf ist ein Hineinkriechen des Menschen in sich selbst.«
> **Friedrich Hebbel**

links oder rechts herum kreisen und spüren Sie, ob und welche Drehung die richtige für Sie ist. Es darf natürlich auch eine andere Bewegung sein. Sollten Sie dem Gefühl auch noch eine Farbe zuordnen können, verwandeln Sie diese in eine Farbe, die Ihnen besser gefällt und sich gut anfühlt. So nehmen Sie den Gefühlen die Macht. Sie sind der Chef!

Schärfen Sie Ihre Sinne – bei Kopfchaos

Will das Gedankenkarussell mal wieder nicht stillstehen? Dann schließen Sie die Augen und atmen Sie ruhig ein und aus. Machen Sie sich Ihre Umgebung bewusst, indem Sie Ihre Aufmerksamkeit sanft auf das Erste richten, was Sie hören, fühlen, riechen oder schmecken. Und dann äußern

Sie, entweder laut oder nur in Gedanken, was Sie wahrnehmen. Zum Beispiel: „Ich fühle Wärme." Oder: „Ich höre den Wind."

Realisieren Sie jede Wahrnehmung für ungefähr zehn bis 15 Sekunden, bevor Sie sich der nächsten zuwenden. Hören oder riechen Sie nichts, dann fassen Sie auch das in Worte. Anschließend kommt der nächste Sinn dran. Falls Sie merken, dass Ihre Gedanken zwischendurch nach Ihrer Aufmerksamkeit verlangen, sagen Sie ein freundliches „Danke, jetzt nicht". Und lenken dann Ihre Aufmerksamkeit wieder Ihren Sinnen zu. Das beruhigt und entspannt.

Werden Sie zum Sieb – bei Wut

Viele Menschen, die stundenlang schlaflos im Bett liegen, reagieren darauf verständlicherweise mit Zorn. Leider vergrößert dies das Schlafproblem meist aber nur noch. Versuchen Sie daher, Wut und Bitterkeit möglichst schnell loszuwerden. Das klappt, indem Sie sich vorstellen, Sie seien durchlässig wie ein Sieb. Ungewollte Emotionen strömen einfach durch Ihren Körper hindurch. Sie strömen rein und gleich wieder raus.

Durch diese Übung erkennen Sie, dass die Gefühle zwar da sind, Sie aber nicht mehr an ihnen haften bleiben. Sie trennen sich ganz friedlich von ihnen.

Begeben Sie sich in Ihren inneren Schlafsaal – bei Unwohlsein

Ihnen geht es nicht gut, Sie wissen aber gar nicht wirklich, warum? Dann verlassen Sie in Gedanken das Bett und betreten Sie Ihren persönlichen Schlafsaal. Dort gibt es nur Sie und Ihren Schlaf. Sie brauchen noch nicht einmal ein Bett, da Sie in diesem Raum schweben wie eine Feder. Lassen Sie schöne Musik erklingen, zu deren Takt Sie sich in den Armen des Schlafes bewegen. Das lenkt Sie ab.

Sollten Sie Unterstützung benötigen, lassen Sie sich von mir zwölf Minuten lang in Ihren inneren Schlafsaal begleiten.

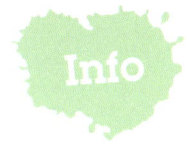

Info

In Ihren Problemen liegt die Lösung

Durch wiederkehrende negative Gefühle wie Sorgen, Angst, Hass oder Wut ziehen sich die Blutgefäße zusammen und der Blutdruck erhöht sich. Wir fühlen uns gestresst, wodurch wiederum vermehrt Cortisol ausgeschüttet wird, das uns um den Schlaf bringt.

- Ärger ist Gift für den gesamten Körper: Er macht uns nervös, wir sind gereizt und können Verdauungsprobleme bekommen.

- Furcht greift das Herz an.
- Neid führt dazu, dass wir uns minderwertig fühlen.

Es ist sehr wichtig, sich regelmäßig seiner Emotionen bewusst zu werden und diese zu kanalisieren. Ihre Heilung beginnt in unserem Inneren. Wenn Sie an Schlafstörungen leiden, kann dies ein Hinweis darauf sein, dass es etwas zu beachten und aufzulösen gilt. Die heutigen Übungen unterstützen Sie dabei.

Schreiben Sie sich frei – bei seelischer Belastung

Sie hatten Streit mit einer Freundin oder Ihrem Partner? Es gibt Ärger im Job? Probleme mit den Kindern oder den Eltern? Schreiben Sie vor dem Zubettgehen alle Dinge auf, die Sie wach halten könnten. Das kann zum Beispiel ein negatives Gefühl sein, das Sie mit einer bestimmten Person oder einer bestimmten Situation verbinden.

Beschreiben Sie dieses Gefühl ruhig mit ein paar Stichworten.
Bringen Sie alles zu Papier, was Sie innerlich aufwühlt: Trauer, Ungerechtigkeit, Angst … Das befreit. Sie können auch einen Brief an jemanden schreiben – egal, ob er jemals abgeschickt wird oder nicht. Allein das Ausformulieren hilft beim Verarbeiten von Emotionen. Sie schreiben es sich wortwörtlich von der Seele.

TAG 5

Schalten Sie auch unter extremen Umständen ab

Was Sie damit erreichen? Sie fühlen sich nicht länger ausgeliefert.

Nachtschichten, Dienstreisen, Dauerstress: Wir stehen eigentlich ständig unter Strom. Umso wichtiger ist es, trotz aller widrigen Umstände abzuschalten. Heute zeige ich Ihnen, wie das auch jenseits eines „normalen" Alltags klappt.

Kennen Sie das folgende Szenario: Sie kommen abends von der Arbeit nach Hause, sind völlig geschafft und haben trotzdem das Gefühl, nichts geschafft zu haben? Damit sind Sie nicht allein. Wir hetzen durchs Leben, regen uns über alles und nichts auf, essen mal eben im Stehen oder im Gehen und hängen mehr an elektronischen Geräten als an unseren Liebsten.

Hier darf in unserer Gesellschaft generell etwas passieren. Gemeinsame Momente mit der Familie und mit Freunden sollten wieder mehr Bedeutung bekommen. Damit wir die Abende nicht vor dem Computer verbringen, sondern lieber in guter Gesellschaft. Dann würde es uns auch leichter fallen, abzuschließen und alle Termine, Gespräche oder Meetings in die Ferne des nächsten Tages zu verschieben. Nur so könnten wir uns aufs Bett freuen und empfänden den Schlaf nicht mehr als verlorene Zeit. Wenn Sie Lust haben, können Sie das mit einer einfachen Übung trainieren (siehe Kasten rechts).

Jetzt aber Schicht im Schacht

Als wäre all das noch nicht genug, gibt es zusätzlich zum normalen Alltagswahnsinn Lebensumstände, die alles noch komplizierter machen. So arbeiten zum Beispiel 17 Prozent der Deutschen – also gut jeder Fünfte – in Schichtarbeit. Diese Menschen leiden besonders oft unter Schlafproblemen, da sie permanent gegen den Rhythmus ihrer inneren Uhr ankämpfen.

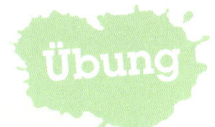

So werden Sie abends Ihre To-dos los

Gestern haben Sie gelernt, wie erleichternd es sein kann, Gefühle und Gedanken schriftlich festzuhalten. Heute erfahren Sie, wie einfach Sie einen Tag doch noch positiv abschließen können.

Es gibt einige Dinge, die Sie heute einfach nicht erledigen konnten? Dann machen Sie das vor dem Zubettgehen in Gedanken: Schreiben Sie vor Ihrem inneren Auge die letzten E-Mails. „Informieren" Sie Ihre Kollegin darüber, dass Sie morgen mit ihr etwas besprechen möchten. Sollte sie daraufhin dieses Gespräch „direkt" führen wollen, sagen Sie ihr, dass der Tag nun zu Ende ist. Genauso „führen" Sie das Telefonat, für das Sie heute keine Zeit gefunden haben, um der betreffenden Person zu sagen, dass Sie sich morgen oder wann auch immer bei ihr melden werden.

Das Unterbewusstsein kennt weder Zeit noch Raum. Wenn Sie ihm vorgaukeln, Sie hätten Ihre Liste abgearbeitet, nimmt es das als Tatsache hin und lässt Sie in Ruhe. Haken Sie geistig alle To-dos ab – aber bitte nicht länger als maximal 30 Minuten. Welche unerledigten To-dos stehen heute noch auf Ihrer Liste? Notieren Sie sie auf der Gedankenseite (siehe Seite 135).

Gerade dann, wenn der Körper das größte Schlafbedürfnis signalisiert, müssen sie Hochleistung vollbringen. Kein Wunder, dass dieses antizyklische Leben nicht ohne gesundheitliche Folgen bleibt: Viele Schichtarbeiter klagen über Kopfschmerzen, Stimmungsschwankungen, Depressionen und Magen-Darm-Beschwerden, weil mit der inneren Uhr auch der Stoffwechsel völlig durcheinandergerät. Die Qualität ihres Schlafes verschlechtert sich ebenfalls. Gerade Lerchen fällt es (im Gegensatz zu Eulen) schwerer, sich auf die sich regelmäßig verändernden Schlaf- und Wachzeiten einzustellen, die Schichtarbeit mit sich bringt.

Tipps für Schichtarbeiter

- Sie können nach einer Spätschicht nicht abschalten? Womöglich hilft Ihnen ein heißes Bad beim Runterkommen. Lesen Sie in aller Ruhe die Tageszeitung oder nutzen Sie eines der Einschlafrituale ab Seite 96, damit Ihr Körper weiß: Mein Tag ist zu Ende, jetzt ist Schlafenszeit.
- Setzen Sie eine Sonnenbrille auf, wenn Sie Ihren Arbeitsplatz verlassen und es draußen schon wieder hell ist. Dadurch kann sich Ihr Körper darauf einstellen, dass für ihn offiziell die Nacht beginnt.
- Falls Sie wechselnde Schichten haben, wäre es ideal, wenn diese sich zeitlich vorwärts bewegen – so wie Ihre innere Uhr: also Frühschicht, Tagschicht, Nachtschicht. Diese Reihenfolge ist nach den Erkenntnissen von Schlafforschern und Arbeitsmedizinern besser zu verkraften als eine Abfolge von spät nach früh oder frei wechselnde Schichten.
- Noch immer ändert sich der Schichtplan aus organisatorischen Gründen oft alle sieben Tage. Früher hieß es nämlich, dass ein Schichtwechsel nach längeren Perioden besser zu verkraften sei. Dabei belegen wissenschaftliche Studien inzwischen längst das Gegenteil: Es ist besser, die Schicht alle drei bis fünf Tage zu wechseln – sofern das möglich ist.

Zeitzonen-Wirrwarr

Auch Dienst- oder Urlaubsreisen bringen den Schlaf-wach-Rhythmus gehörig durcheinander. Sind Sie zum Beispiel gen Osten geflogen (etwa von New York nach München), hinken Sie nach Ihrer Rückkehr zeitlich hinterher: Am frühen Morgen steckt Ihr Körper noch im Tiefschlaf. Das bringt die innere Uhr ziemlich aus dem Takt. Verschiedene Körperfunktionen brauchen für die Umstellung unterschiedlich lange. Möglicherweise passt sich Ihr Schlaf-wach-Rhythmus ja recht schnell der neuen Zeit an, aber der Darm und die Körpertemperatur arbeiten noch immer im alten Rhythmus. Dieses psychische und körperliche Chaos nennt sich Jetlag und jeder Mensch empfindet die Umstellung als unterschiedlich belastend.

Auch hier kommt es übrigens wieder auf Ihren Schlaftyp an: Lerchen kommen mit Reisen Richtung Osten besser zurecht als Eulen, deren innere Uhr langsamer tickt. Sie haben dafür bei Reisen gen Westen weniger Probleme. Das Alter spielt ebenfalls eine Rolle: Je älter Sie werden, umso schlechter kommen Sie mit Jetlag zurecht.

Tipps für Zeitreisende

- Bei Aufenthalten von weniger als 48 Stunden in einer anderen Zeitzone ist es für den Körper einfacher, wenn Sie den gewohnten heimatlichen Takt beibehalten.
- Geht Ihre Reise nach Westen, können Sie schon ein paar Tage vor Ihrer Abreise versuchen, jede Nacht ein bis zwei Stunden später einzuschlafen. Für Eulen ist das kein Problem, Lerchen hilft ein Mittagsschlaf, die Zubettgehstunde herauszuschieben.
- Geht Ihre Reise Richtung Osten, sollten Sie sich früher ins Bett legen und dafür zeitiger aufstehen als sonst. Lerchen fällt das in der Regel nicht schwer. Eulen müssen sich ein bisschen mehr quälen oder beginnen, das frühe Aufstehen schon mehrere Tage vorher regelrecht zu trainieren. Gegen ein Tief untertags kann ihnen dann ein Mittagsschläfchen helfen.
- Am Reiseort angekommen, sollten Sie den dortigen Zeiten entsprechend aufstehen und sich insbesondere am Nachmittag viel draußen aufhalten. So verhindern Sie, dass die Zirbeldrüse frühzeitig anspringt und das Müdigkeitshormon Melatonin ausgeschüttet wird. Setzen Sie sich in der neuen Zeitzone so häufig wie möglich dem natürlichen Sonnenlicht aus. Sie wissen ja mittlerweile, dass Licht der wichtigste Taktgeber für Ihre innere Uhr ist. Auch bei einem verhangenen Himmel hilft Ihnen das natürliche Tageslicht, wach zu bleiben.

TAG 6

Hören Sie auf, den Schlaf als Gegner zu betrachten

Was Sie damit erreichen? Sie bleiben bei möglichen Rückfällen gelassen.

Sie haben nun schon fast drei Wochen lang jeden Tag etwas über Ihren Schlaf und Ihre persönliche Einstellung dazu gelernt. Sie sind auf dem besten Weg, wieder gut zu schlafen. Oder tun Sie es vielleicht bereits? Ich sage Ihnen heute, wie Sie auch dann entspannt bleiben, wenn Sie mal wieder eine anstrengende Nacht erleben.

Das Wichtigste ist, dass Sie sich tagsüber schon wieder kraftvoller und konzentrierter fühlen. Dass Sie wieder Freude an verschiedenen Aktivitäten haben. Dass Sie achtsamer in Ihrem Denken und Handeln geworden sind. Dass Sie auf Ihre Emotionen und Gefühle achten und sich mit ihnen auseinandersetzen, anstatt sie immer gleich zur Seite zu schieben, wenn Sie ihnen nicht gefallen.

Versuchen Sie, die Ruhe zu bewahren, wenn Sie plötzlich wieder Probleme mit dem Einschlafen oder Durchschlafen haben. Das kann schließlich immer mal passieren. Es gibt einfach ein paar Ereignisse, die extrem belastend sein können. Der Tod einer lieben Person zum Beispiel, Streit, Krankheit, Arbeitsplatzverlust, Prüfungen oder eine Scheidung … Das alles kann Sie und Ihren Schlaf aus der Bahn werfen.

Verabschieden Sie sich vom Kontrollgedanken

Wie gerne würden wir alles und jeden kontrollieren, um uns sicher zu fühlen. Aber wir dürfen uns darüber im Klaren sein, dass wir nur bedingt Kontrolle über das Leben haben. Das Verwunderliche: Genau diese Einsicht kann uns die erwünschte Sicherheit geben. Loslassen ist daher eine sehr wichtige Fähigkeit, die Sie entwickeln dürfen, wenn Sie gut schlafen wollen. Und zwar auf zwei Ebenen:

Der Freund in meinem Bett

Es gibt eine Technik, mit der Sie den Schlaf vom Buhmann in einen Verbündeten verwandeln können: die „Schlafkompression". Bei dieser Therapiemethode wird die Schlafdauer von Woche zu Woche immer mehr verkürzt: Sie gehen jeweils frühestens um Mitternacht ins Bett und stehen um 6 oder spätestens 7 Uhr schon wieder auf. Und zwar unabhängig davon, ob und wie lange Sie geschlafen haben.

Was das bringt? Es entlastet Sie mental ungemein. Denn in Ihrem Kopf kreist nicht mehr der Satz „Ich muss jetzt ins Bett gehen und schlafen", sondern die erleichterte Feststellung „Ich darf jetzt endlich schlafen".
Sofern Sie sich für dieses Training interessieren, kontaktieren Sie Ihren Arzt. Er kann Ihnen sicher weiterhelfen. Diese Methode sollte nämlich nicht ohne professionelle Anleitung durchgeführt werden.

- Stoppen Sie den Vorgang des sogenannten Anhaftens. Krallen Sie sich weder in Gedanken noch gefühlsmäßig an etwas fest, von dem Sie nicht ablassen können oder wollen.
- Auch von starker Abneigung sollten Sie sich verabschieden. Blocken Sie nicht zwanghaft etwas ab, das Sie auf keinen Fall an sich heranlassen wollen. Dadurch halten Sie im Umkehrschluss an Ihrer eigenen Abneigung fest. Und genau das bringt Sie um den Schlaf.

Je öfter Sie sich um Ihre Gelassenheit und Ihren inneren Frieden kümmern, desto mehr schulen Sie Ihren Geist. Sie werden ruhiger, entspannter und achtsamer. Je öfter Sie Anhaftung und Abneigung aus Ihrem täglichen Verhalten streichen, desto mehr lassen Sie los – und desto schneller können Sie auch in den Schlaf finden.

Es ist leicht, einfach wieder die altgewohnten Waffen gegen Ihren Feind, den Schlaf, zu zücken. Doch dann kommen Sie nie zur Ruhe. Erkennen Sie stattdessen an, dass der Schlaf nicht gegen Sie ist. Sie blasen zum nächsten Gefecht, obwohl er nur stumm dasteht? Hissen Sie lieber die weiße Fahne, denn genau in so einem Fall wie diesem kann Festhalten schmerzhafter sein als Loslassen.

Vorhersagen gibt es nur beim Wetter ...

... und auch die erweisen sich nicht immer als richtig. Was ich damit meine: Sie wissen nie, welche Gedanken und Gefühle Sie in Zukunft noch haben werden. Und welche davon vorhaben, es sich in Ihrem Körper und in Ihrem Kopf breitzumachen. Sie haben keine Kontrolle darüber. Allerdings können Sie durchaus steuern, wie Sie zum gegebenen Zeitpunkt angemessen und achtsam darauf reagieren wollen. Oder vielleicht genau das nicht tun, weil Sie erkennen, dass es nichts bringt.

Es ist Ihre eigene Haltung dem Schlaf gegenüber, die darüber bestimmt, ob Sie nachts ein Auge zumachen können oder nicht.

Machen Sie sich keine Sorgen, als Verlierer dazustehen, wenn Sie etwas einfach so hinnehmen. Es ist in keiner Weise eine Kapitulation, bei der Sie nicht mehr an sich selbst glauben (nach dem Motto: „Jeder kann schlafen, nur ich nicht").

Sobald Sie akzeptieren, dass Sie ein Problem haben (nämlich eines mit dem Schlaf), öffnen Sie sich bereits für eine Auswahl an möglichen Lösungen. Vielleicht passt nicht die erste, nicht die zweite und auch nicht die dritte. Aber ab der vierten haben Sie bestimmt schon eine klitzekleine Ahnung, dass sich etwas verbessert.

Es kommt für jeden Menschen der Zeitpunkt im Leben, an dem er sich bestimmten Themen stellen darf. Nur so sammeln wir elementare Erkenntnisse über uns selbst.

Eine meiner Klientinnen, die unter schlimmen Schlafproblemen litt, klagte einmal, sie hätte immer das Gefühl,

Das Hängematten-Experiment

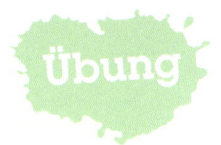

Sie stellen sich tagsüber schon missmutig vor, wie Sie sich abends schlaflos im Bett herumwälzen werden? Dann verwandeln Sie dieses Horrorszenario gedanklich in eine angenehme Szene: Malen Sie sich vor Ihrem inneren Auge aus, wie Sie selbst in einer zwischen Palmen gespannten Hängematte am Sandstrand liegen. Das Meer rauscht, der Wind weht sanft und Sie beobachten sich aus diesem Paradies selbst, wie Sie schlummernd in der Hängematte liegen. Auf diese Weise informieren Sie Ihr Unterbewusstsein darüber, dass Sie den Schlaf nicht mehr als lästigen Gegner betrachten, sondern als etwas äußerst Kostbares, das sich zu Ihnen gesellt, sobald Sie innerlich mit sich im Frieden sind. Diese Taktik hilft Ihnen, wieder zu einem normalen Schlafverhalten zu gelangen.

gegen etwas ankämpfen zu müssen. Ich fragte sie daraufhin: „Wer ist denn Ihr Gegner?"
Sie: Der Schlaf.
Ich: Warum sollte er das tun? Er weiß ja, dass er sowieso irgendwann die Oberhand hat. Egal, was Sie tun.
Sie: Ich kämpfe also und es steht mir niemand gegenüber? Dann kann ich ja eigentlich die Waffen sinken lassen …
Sobald Sie wie auch meine Klientin erkennen, dass Sie die ganze Zeit allein auf dem Schlachtfeld standen, können Sie auch Ihr Schwert und Ihre Wut loslassen. Zu akzeptieren, dass Sie etwas annehmen dürfen, anstatt es vehement von sich fernzuhalten, ist meistens schon der erste Schritt auf dem Pfad der Erholung.
Wie könnte in Ihrer Fantasie denn die Versöhnung mit Ihrem Schlaf aussehen? Beschreiben Sie diese imaginäre Szene auf der Gedankenseite (siehe Seite 135).

TAG 7

Nehmen Sie ruhig auch Hilfe an

Was Sie damit erreichen? Sie finden einen Ausweg, den Sie allein vielleicht nicht gesehen hätten.

Ich habe Ihnen in diesem Buch viele Tipps und Übungen gegeben, die Sie dabei unterstützen können, Ihr Schlafproblem in den Griff zu bekommen. Aber natürlich hoffe ich, dass Sie auch die Hilfe anderer Experten annehmen, wenn Sie an Ihre Grenzen stoßen. Deshalb erfahren Sie heute von mir, an wen Sie sich in Extremfällen wenden können.

Manchmal sind die Gründe für die schlaflosen Nächte so tiefgründig, dass sie sich nicht allein und mit den Übungen in diesem Buch aufdecken lassen. In dem Fall kann eine Verhaltenstherapie sinnvoll sein, um endlich wieder gut schlafen zu können.

Es kommt häufig vor, dass Betroffene erst im Rahmen der Therapie die eigentliche Ursache ihrer Schlafprobleme erkennen und diese dann mithilfe des Therapeuten gezielt auflösen. Bei vielen Menschen mit einer Schlafstörung ist die ursächliche Belastung eigentlich längst verschwunden, das Schlafproblem aber immer noch da. Sie empfinden inzwischen den Schlaf, ihr Bett oder ihr gesamtes Schlafzimmer als unangenehm. Auch da kann ein Therapeut ansetzen.

„Schnupperstunde" beim Therapeuten

Die Verhaltenstherapie ist von den gesetzlichen Krankenkassen als therapeutisches Verfahren anerkannt. Sie geht davon aus, dass jedes Verhalten erlernt ist und somit auch genauso gut wieder verlernt werden kann. Damit die Therapie erfolgreich sein kann, müssen Sie es aber wirklich wollen. Sie müssen dahinterstehen und Ihrem Therapeuten vertrauen können.

Bei der Suche nach einer solchen Person kann Ihnen Ihre Krankenkasse oder Ihr Hausarzt helfen. Die Kasse zahlt auch „Schnupperstunden", bei denen sich Therapeut und Patient erst einmal kennenlernen können. Denn schließlich muss es wirklich hundertprozentig passen.

Wie sinnvoll ist eine Nacht im Schlaflabor?

„Ich habe heute total schlecht geschlafen." Sie sitzen mürrisch auf der Bettkante und haben das Gefühl, sich die ganze Nacht nur wach von einer Seite zur anderen gewälzt zu haben? Ihre Partnerin oder Ihr Partner wiederum kann das überhaupt nicht nachvollziehen: „Also, als ich heute Nacht auf der Toilette war, hast du tief und fest geschlafen." Kennen Sie das von sich auch?

Mir selbst passiert es manchmal, dass ich zwar einschlafe, aber innerhalb der nächsten halben Stunde gleich wieder aufwache. Ich weiß dann nie, ob ich tatsächlich schon geschlafen oder nur gedöst habe. Wäre ich negativ eingestellt, könnte sich bei mir sehr schnell der Eindruck erhärten, dass ich nicht

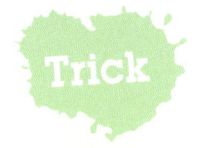
Trick

Geteiltes Leid, halbes Leid

Wenn Sie regelmäßig Schwierigkeiten mit dem Ein- und/oder Durchschlafen haben, kann es äußerst hilfreich sein, einmal ein Schlafseminar zu besuchen. Ein solches Seminar dauert meist einen oder zwei Tage, in denen Sie viele Tipps zum Umgang mit Schlafproblemen erhalten. Was aber genauso wichtig ist: Sie können sich dort mit Gleichgesinnten austauschen. Manchmal ist es erleichternd zu erkennen, dass man mit seinen Beschwerden nicht allein auf weiter Flur dasteht, sondern andere ähnliche Probleme haben. Wie gesagt: Schlecht zu schlafen, ist hierzulande nichts Seltenes. Wenn Sie Interesse haben, bitten Sie Ihren Arzt oder Therapeuten um Hilfe. Informationen finden Sie auch bei der Deutschen Gesellschaft für Schlafforschung und Schlafmedizin (DGSM) unter: www.dgsm.de

besonders gut einschlafen kann. Aber ich entscheide mich bewusst dazu, positiv zu denken.

Menschen, die fest davon überzeugt sind, dass sie kaum eine Nacht durchschlafen, kann ein Besuch im Schlaflabor Aufschluss darüber geben, ob es wirklich so ist – oder ob es nur an der eigenen Wahrnehmung liegt. Oft stellt sich im Labor heraus, dass Betroffene ihre Wachstunden bei Weitem überschätzen und ihr Schlaf tatsächlich nur 30 bis 60 Minuten kürzer ist als derjenige eines gesunden Schläfers. Das zeigt, wie oft wir falsch liegen, wenn wir unseren Fokus nur noch darauf richten, was uns wohl wieder für eine schlaflose Nacht erwartet – oder wie schlecht wir wieder geschlafen haben.

Und was passiert da eigentlich?

Während Sie schlafen, werden im Schlaflabor verschiedene Untersuchungen durchgeführt: Verlauf, Tiefe und Qualität Ihres Schlafes werden gemessen. Darüber hinaus registriert man unter anderem Ihre Atmung sowie die Bewegungen in Ihren Beinen. Auf diese Weise lässt sich nämlich feststellen, ob möglicherweise irgendwelche organischen Störungen vorliegen oder ob Ihr schlechter Schlaf eine reine Kopfsache darstellt.

Natürlich stellt sich die berechtigte Frage, ob man eine Nacht im Schlaflabor überhaupt mit den Nächten zu Hause vergleichen kann. Und es kommt tatsächlich vor, dass ein Patient im Schlaflabor in der ersten Nacht viel besser schläft, weil der Druck, den er sich sonst macht, wegfällt.

Die Deutsche Gesellschaft für Schlafforschung und Schlafmedizin (DGSM) empfiehlt trotzdem eine Untersuchung in einem Schlaflabor durchführen zu lassen, wenn …

> »Der Himmel hat den Menschen als Gegengewicht gegen die vielen Mühseligkeiten des Lebens drei Dinge gegeben: die Hoffnung, den Schlaf und das Lachen.«
>
> **Immanuel Kant**

- Ihre Schlafstörungen Ihr Wohlbefinden erheblich beeinträchtigen oder Ihre Leistungsfähigkeit tagsüber durch Müdigkeit wiederholt eingeschränkt ist,
- Sie sich wegen Ihres Schlafproblems bereits in ärztliche oder therapeutische Behandlung begeben haben und sich dennoch innerhalb von sechs Monaten keine signifikante Besserung ergeben hat,
- bei Ihnen eine körperliche Ursache wie Schlafapnoe, nächtliche Herzrhythmusstörungen, Restlesslegs-Syndrom, Epilepsie oder Bluthochdruck diagnostiziert wurden,
- im Schlaf auffällige Verhaltensweisen auftauchen, für die es keine klare Ursache gibt wie starkes Zähneknirschen oder Schlafwandeln,
- Ihr Schlaf-wach-Rhythmus durch äußere Umstände massiv gestört wird (zum Beispiel, weil Sie in unterschiedlichen Schichten arbeiten).

Schlaflabore in Ihrer Nähe finden Sie unter: www.dgsm.de.

Allerdings wird nicht jeder Arzt oder Schlafspezialist gleich zu einer Nacht im Labor raten, sondern Ihnen erst einen Termin in einer Schlafambulanz empfehlen, einer Art Beratungsstelle für Menschen mit Schlafproblemen. Dort geht man in einem persönlichen Gespräch auf Ihr individuelles Problem ein, um herauszufinden, ob eine Untersuchung im Schlaflabor für Sie überhaupt angebracht ist.

Info

Fünf Stunden reichen aus

Im Labor haben Schlafmediziner Kurz- und Langschläfer beobachtet. Dabei stellte man bei beiden Gruppen die gleiche Menge an Tiefschlafphasen fest. Mehr Schlaf bedeutet also nicht zwangsläufig, dass man deshalb besser geschlafen hat. Es geht bei einem gesunden Schlaf nicht primär um die Dauer, sondern um die Stabilität und Kontinuität. Die Regeneration des Körpers, einschließlich seines Immunsystems, ist nach den ersten fünf Stunden abgeschlossen.

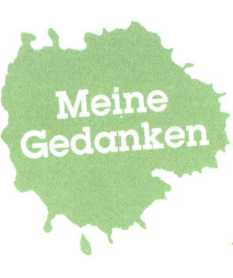

Diese Entspannungstechnik könnte mir helfen (siehe Seite 106–109)

....

....

....

....

....

So gönne ich mir ab sofort mehr Tageslicht (siehe Seite 117)

....

....

....

....

....

To-dos, die meine Nachtruhe stören
(siehe Seite 122–123)

....

....

....

....

....

....

Meine Versöhnungsszene mit dem Schlaf
(siehe Seite 126–129)

....

....

....

....

....

FAZIT

Ihre dritte Woche im Überblick

Sie haben gelernt,

- welche Entspannungsmethode zu Ihnen passt,
- dass ein Blick auf die Organuhr wichtig ist,
- zu welchen natürlichen Helfern Sie greifen können,
- welche SOS-Tricks in Krisen wirken,
- wie Sie bei außerordentlichen Herausforderungen gegensteuern,
- dass Ihr Schlaf nicht Ihr Gegner ist,
- wo Sie Hilfe bekommen, wenn Sie sie brauchen.

Ich gratuliere Ihnen von ganzem Herzen! Nach diesen drei Wochen können Sie sehr stolz auf sich sein. Vielleicht haben Sie bereits erfolglos andere Bücher zum Thema Schlaf gelesen. Vielleicht waren oder sind Sie wegen Ihres Problems in Behandlung. Dennoch sind Sie sich selbst so wichtig, dass Sie nicht vorschnell die Flinte ins Korn werfen und aufgeben, sondern lieber nach einem weiteren Ansatz Ausschau halten.

In diesem Buch habe ich Ihnen zahlreiche Anregungen gegeben, wie Sie Ihrem Schlafverhalten eine positive Wendung geben können. Nutzen Sie diese Tipps und Übungen, um sich auch tagsüber bewusst mehr mit sich selbst zu beschäftigen. Und bedenken Sie, dass Ihr Schlaf nichts ist, das Sie leisten müssen. Er kommt ganz von allein – wenn Sie es zulassen.

Ich lade Sie ein, mich bei Fragen oder Anregungen direkt anzuschreiben. Sie erreichen mich unter:
info@kimfleckenstein.com
Es kann sein, dass es etwas dauern wird, bis ich antworte, aber ich schreibe Ihnen auf jeden Fall zurück. Ich wünsche Ihnen alles Gute und vor allem einen erholsamen und guten Schlaf!

Herzlichst,
Ihre Kim Fleckenstein

Meine Woche

Nehmen Sie sich Ihre Notizen und Erkenntnisse der vergangenen drei Wochen zur Hand. Ich habe Ihnen noch einmal vier Fragen aufgeschrieben, die Sie gern für sich beantworten können.

- Welches hinderliche Verhalten habe ich endgültig abgelegt?

....

....

- Was habe ich Wichtiges über mich erfahren?

....

....

- Welchen SOS-Trick werde ich mir für den Ernstfall merken?

....

....

- Was nehme ich für mich Positives aus diesem Buch mit?

....

....

....

Register

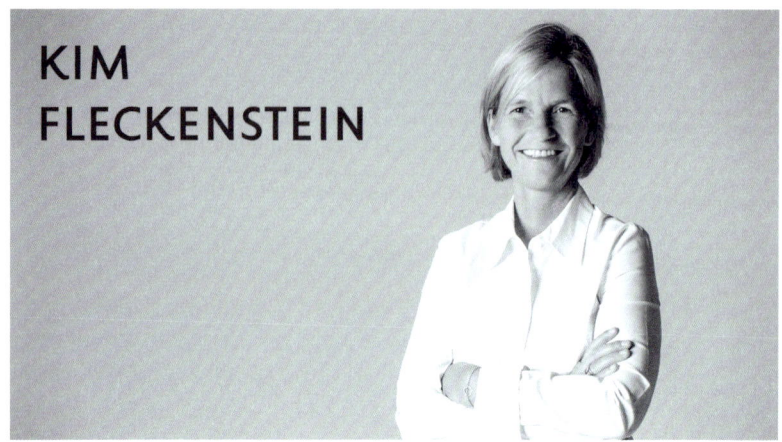

KIM FLECKENSTEIN

„Altes loslassen, Neues zulassen", lautet das Credo von Kim Fleckenstein. Keine Floskel, sondern ein Grundsatz, nach dem sie ganz bewusst lebt und Entscheidungen trifft. Nach einer langjährigen Karriere als Führungskraft in der Textilbranche realisierte sie ihren wirklichen Berufstraum: andere Menschen bei persönlichen Herausforderungen zu unterstützen – und nicht nur bei der Kleiderwahl. Kim Fleckenstein absolvierte daraufhin Ausbildungen zur Hypnosetherapeutin, zum NLP-Coach, zur staatlich geprüften Heilpraktikerin für Psychotherapie und zur Meditationstrainerin. Sie eröffnete eine eigene Praxis in München, hält Seminare ab und verkauft seit 2012 unter ihrem Namen Hypnose- und Meditations-Apps. 2016 erschien ihr erster Ratgeber: „Ab heute stresst mich gar nichts mehr". Mehr über die Autorin erfahren Sie auf ihrer Website www.kimfleckenstein.com

Wichtiger Hinweis
Zu Ihrer eigenen Sicherheit möchte ich Sie darauf hinweisen, dass dieses Buch und die beiliegende CD keinen Arztbesuch, keine Therapie oder medizinische Hilfsmittel ersetzen.

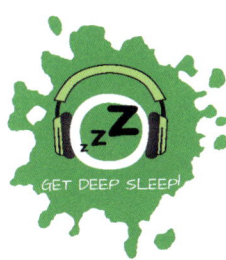

Get deep sleep!

Sie können von einem erholsamen Tiefschlaf nur träumen? Dieses Programm bringt Körper und Geist innerhalb von 25 Minuten zur Ruhe. Das Ziel: ein regelmäßiger, gesunder und energiespendender Schlaf.

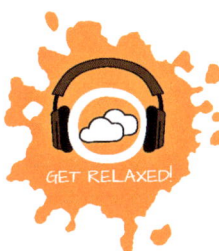

Get relaxed!

Um Sie herum tost das Alltagschaos und Sie würden einfach mal wieder gerne abschalten? Das geht mit dieser 30-minütigen App. Sie hilft, auch schwierigen Herausforderungen gelassener entgegenzutreten.

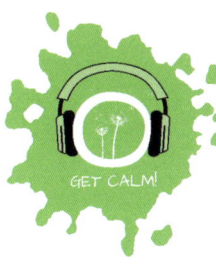

Get calm!

Sie stehen ständig unter Strom? Auf dieser 26-minütigen Hör-Reise lösen Sie sich von Ängsten und Zwängen. Sie lernen, das Leben wieder mehr zu genießen – und negative Gefühle auszuschalten.

© 2016 ZS Verlag GmbH
Kaiserstraße 14 b
D-80801 München

ISBN 978-3-89883-597-8
2. Auflage 2017

Projektleitung	Eva Dotterweich
Buchtexte	Kim Fleckenstein, Anna Butterbrod
Lektorat	Sylvie Hinderberger
Satz	Christopher Hammond
Covergestaltung	Eden & Höflich, www.edenhoeflich.de
Innenlayout	Georg Feigl, Irene Schulz, Kerstin Duben
Illustrationen	Shutterstock, S. 111: Jan Russok
CD-Produktion	Kim Fleckenstein,
	Cathy Snyder-Weber, www.cswmusic.com
Herstellung	Frank Jansen
Producing	Jan Russok
Druck & Bindung	optimal media GmbH, Röbel

Die ZS Verlag GmbH ist ein Unternehmen der Edel AG, Hamburg.
www.zsverlag.de | www.facebook.com/zsverlag

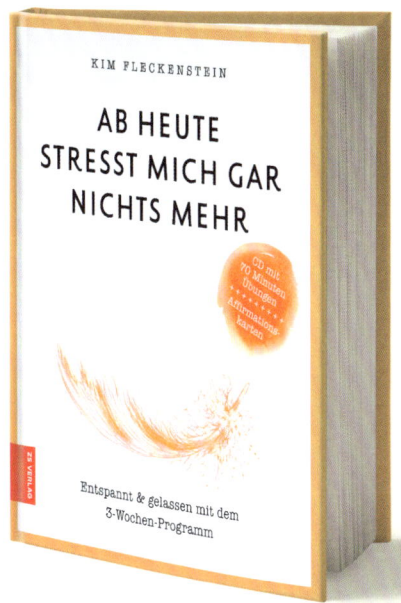
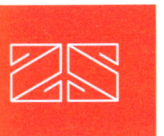

Die Affirmationskarten

Nehmen Sie sich aus diesem Buch so viel wie möglich mit – und das ist nicht nur bildlich gemeint! Darum liegen zwölf Affirmationskarten bei, vier für jede Woche Ihres Ab-heute-schlaf-ich-richtig-gut-Programms. Jede Woche können Sie eine davon nach Ihren Wünschen beschriften. Affirmationen sind selbstbejahende Sätze, die helfen, negative Verhaltensweisen oder Emotionen zu eliminieren. Je öfter man sich Affirmationen ins Gedächtnis ruft oder sie mit einem positiven Gefühl vor sich hersagt – laut oder leise –, desto besser.

Trennen Sie die Karten heraus und positionieren Sie sie dort, wo sie Ihnen ins Auge fallen: über dem Schreibtisch, am Badezimmerspiegel oder am Kühlschrank.

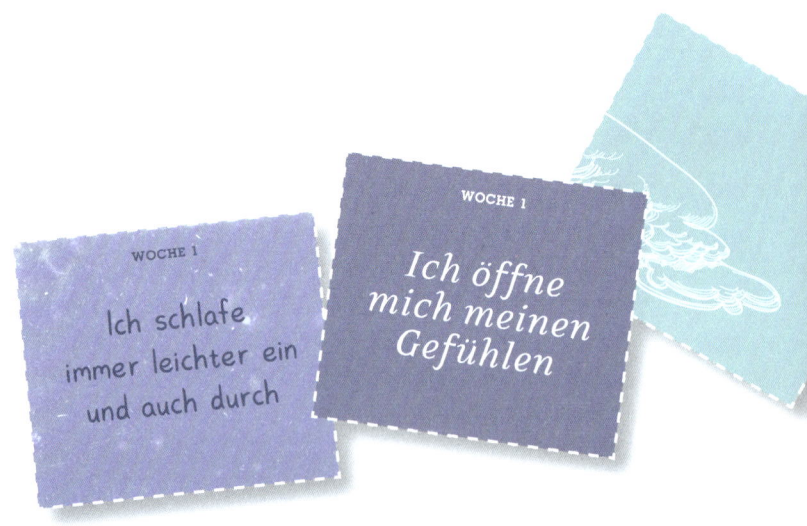

WOCHE 1

Ich schlafe immer leichter ein und auch durch

WOCHE 1

Ich öffne mich meinen Gefühlen

Ich löse mich
von dem Verhaltens-
muster, das meinen
Schlaf stört

*Ich öffne
mich meinen
Gefühlen*

Ich schlafe
immer leichter ein
und auch durch

Ich

Ich schlafe
überall auf der Welt
gleich gut

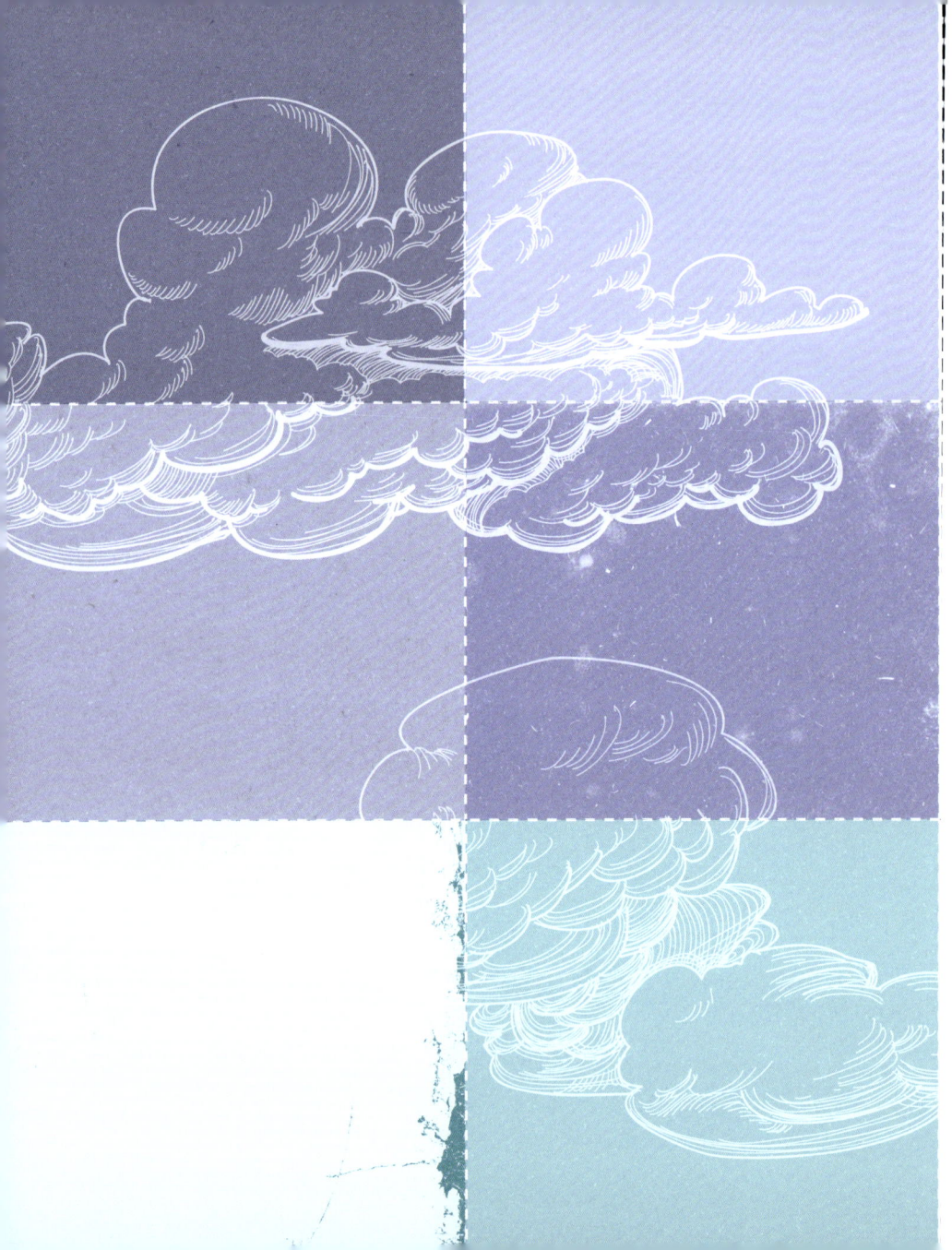

*Ich liebe
mein Bett*

Ich

Ich lasse vor
dem Schlafen-
gehen alles los

**Ich akzeptiere,
was ich nicht ändern
kann, um besser
zu schlafen**

Ich habe einen
guten und
erholsamen Schlaf

Ich

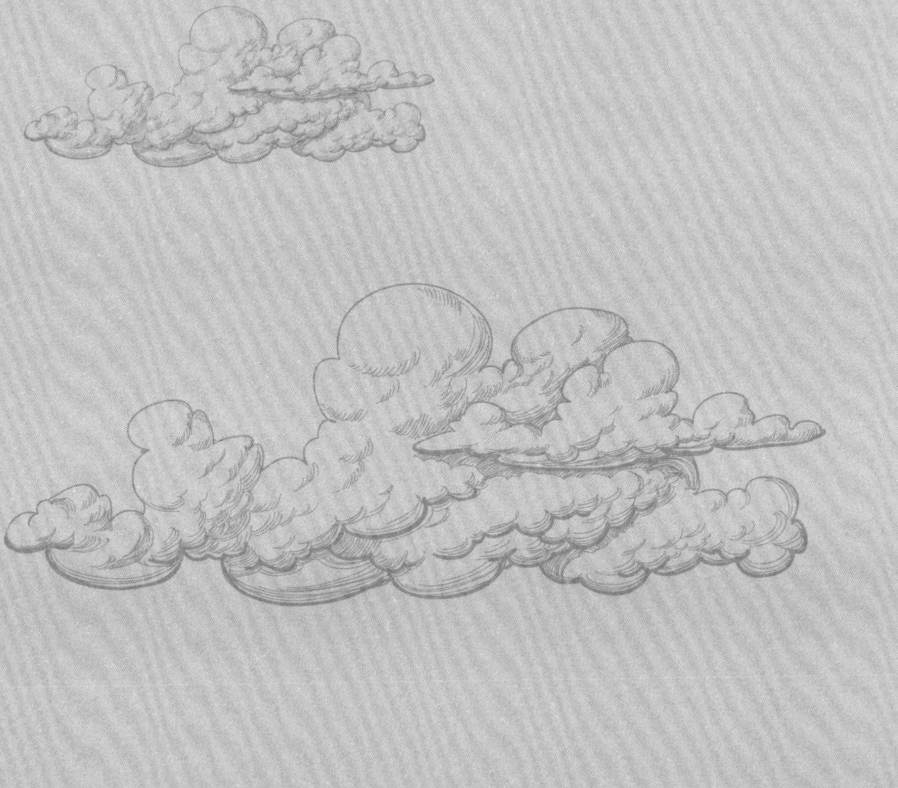

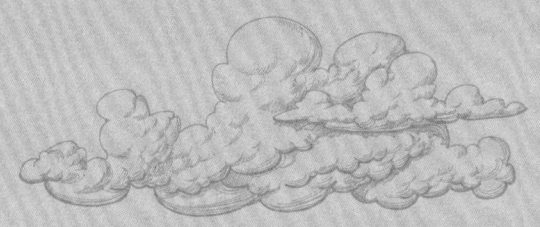

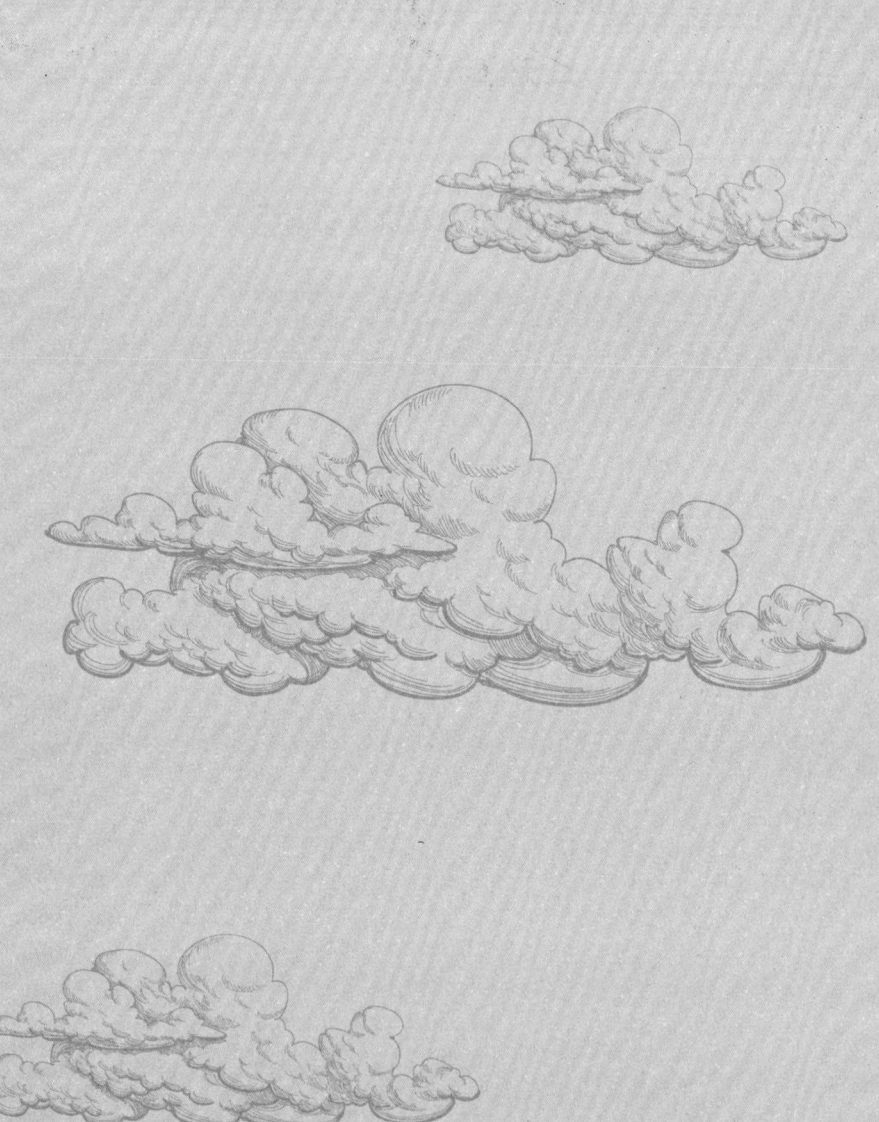